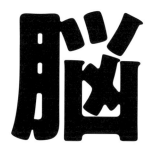

からだのキセキ・
のびのび探究
シリーズ

悩み・恋する脳

監修 西川泰正
岩手医科大学医学部脳神経外科学講座

編著 WILL こども知育研究所

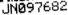

JN097682

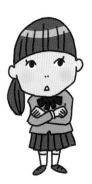

保育社
HOIKUSHA

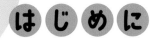

はじめに

キミは、自分の体のことをどのくらい知っているだろうか。
毎日のびる髪の毛やつめ、うんちやおしっこ、
おでこのニキビ、転んですりむいた傷、むし歯や歯並び、
健康診断で測る身長や体重、スポーツテストの結果、
血液型、エックス線写真で見る骨や肺の形……。
自分のことなのに、簡単に見る・知ることができる部分は、
じつはそれほど多くない。

身近なようで、意外に知られていない体のしくみ。
生きていくなかで、ふとした瞬間に、
「なぜ?」「どうして?」と疑問に思うことも、きっと少なくないはずだ。
大人の体へと大きく変化している思春期であればなおさらだろう。
この本では、そんな体に関する素朴な疑問を
「脳」を切り口に、医学の視点から解説していく。

楽しくて不思議な、人間の"からだのキセキ"を探究してみよう!

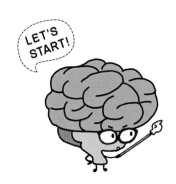

目次 contents

PART ③ 思春期と脳 ……………………………………………… 43

キャラクター紹介

この本で、"からだのキセキ"を探究する中学生の仲間たちと、
案内役のキャラクターを紹介するよ。

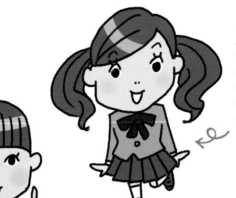

アイリ

中学1年生の女子。すなおで明るい性格で、感情表現が豊か。成績があまりよくないのが悩みで、ミサキを尊敬している。

ミサキ

クールで知的な理系女子。アイリとカイトのくだらない会話にあきれながらも、ちょっとうらやましいと思っている。

脳の案内役

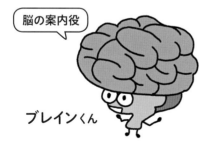

ブレインくん

カイト

バスケ部所属の天然ボケ男子。ちょっとしたことも真に受けて、すぐむきになる。じつはアイリのことが好き。

PART

1

脳のしくみと
はたらき

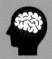

脳が重要なものだということは知っていても、

しくみやはたらきまでは知らない人が多いだろう。

不思議がいっぱいの「脳」の世界に飛びこもう！

脳っていったい どんなもの？

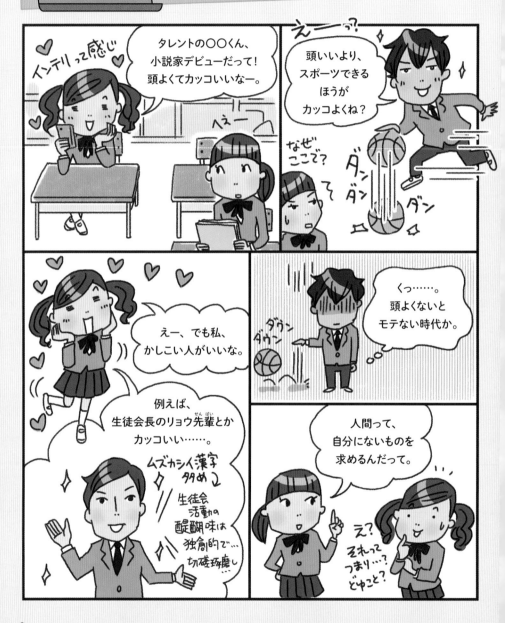

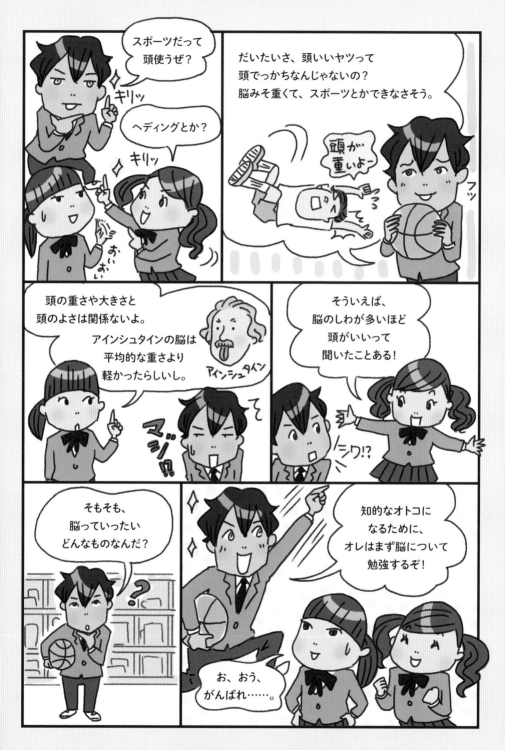

9

Q 脳のしわが多いほど頭がいいって聞いたけど、それって本当なの？

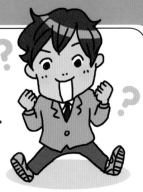

Ⓐ しわの入り方は、だれでもほぼ同じ

　私たちの脳は、白っぽくてとうふのようにやわらかく、たくさんのしわがある。このしわは、脳を**頭蓋骨**※の中におさめるためにできたもの。大きく発達した脳を折りたたんでおさめているために、いくつもの「折りじわ」ができているというわけだ。

　脳の表面のしわの入った部分は**大脳皮質**と呼ばれる。しわの入り方は人によって少しちがうが、大きなしわ（みぞ）の入り方は決まっていて、3つのみぞによって4つの部分に分かれている。

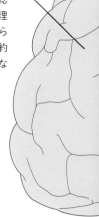

前頭葉
脳全体から届く情報を総合的に判断するなど、理性をつかさどると考えられている。大脳皮質の約30％をしめる、最も大きな部位。

側頭葉
音を聞く（聴覚）、においを感じる（嗅覚）などのはたらきをになう部位。言葉に関するはたらきなどをつかさどる部位もふくまれる。

🧠 脳のプロフィール

（大人の平均的なサイズ）

重さ	男性：約1350～1400g
	女性：約1200～1250g
大きさ（大脳）	前後幅：約15～17cm
	左右幅：約13cm

しわをのばして広げると、新聞紙の1面（1ページ）とほぼ同じ面積になる。

※頭蓋骨は「ずがいこつ」とも読むが、解剖学的には「とうがいこつ」と読むのが一般的。

高等な生物ほどしわが多いが…

しわは、脳が大きいほど増える。人間の脳は、サルなどと比べてもしわが多く、大脳皮質のしわは、脳がそれだけ大きく高度に発達している証拠でもあるのだ。このことから、「頭のいい人の脳はしわが多い」という誤解が生まれたのかもしれない。でも、発達した脳ほどしわが多い

というのは、異なる種類の生物を比べた場合の話。人間の脳の形やしわの入り方は、ほぼ決まっており、しわの数と一人ひとりの知能の程度は関係しない。

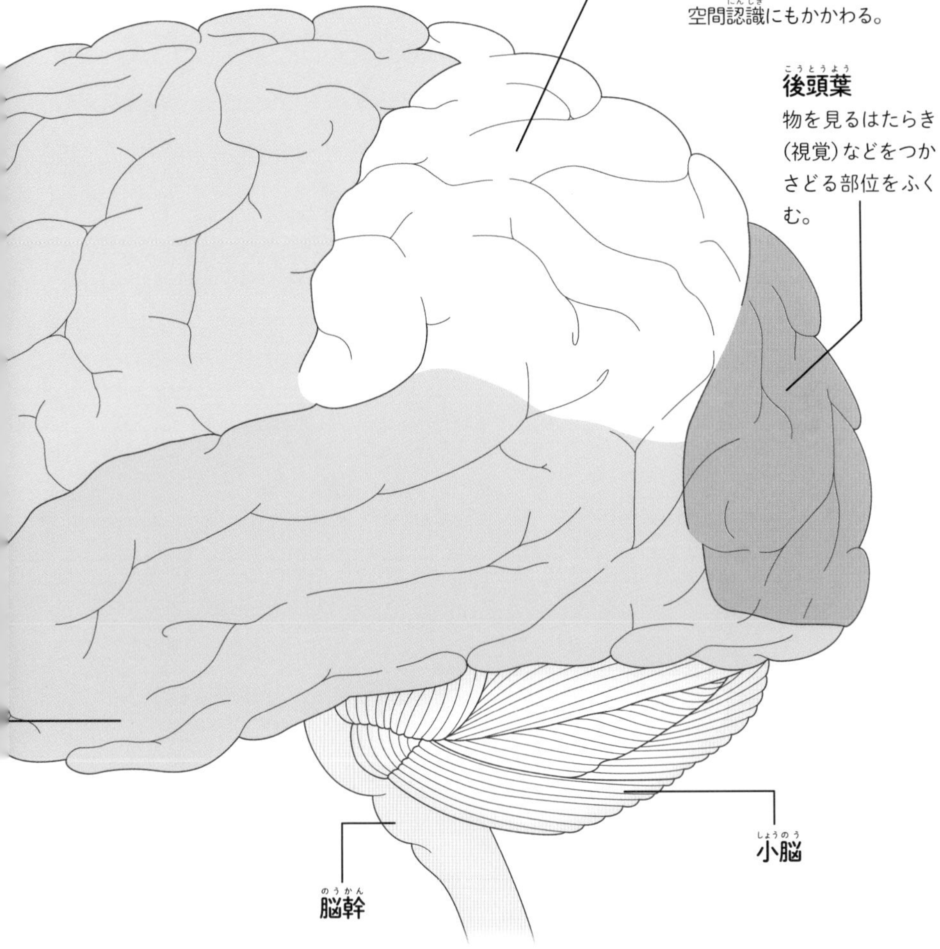

頭頂葉
全身から送られてくる情報をまとめる部位がふくまれる。物の位置関係などを判断する空間認識にもかかわる。

後頭葉
物を見るはたらき（視覚）などをつかさどる部位をふくむ。

小脳

脳幹

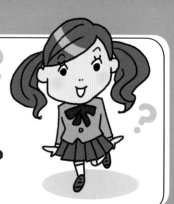

Q 人間の脳と、ほかの動物の脳ってどこがどうちがうの？

Ⓐ 人間の脳の約80%は大脳がしめる

　脳は、**大脳**、**小脳**、**脳幹**という3つのパーツに分けられる。ごく簡単にいうと、脳幹は生命を支えるはたらきを、小脳は運動をつかさどる。そして、大脳は五感や記憶などのはたらきをになっている。

　人間をふくむすべての脊椎動物の脳は、これらの3つのパーツからできている。ただし、生き物によって3つの脳のしめる割合はかなりちがう。進化とともに脳全体が大きくなり、また、大脳がしめる割合も高くなってくる。人間の脳の全重量の約80%は大脳だ。

■脳の進化をたどる

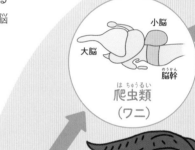

大脳 小脳 脳幹
爬虫類（ワニ）

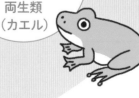

大脳 小脳 脳幹
両生類（カエル）

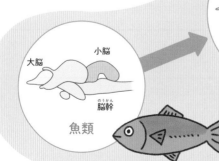

大脳 小脳 脳幹
魚類

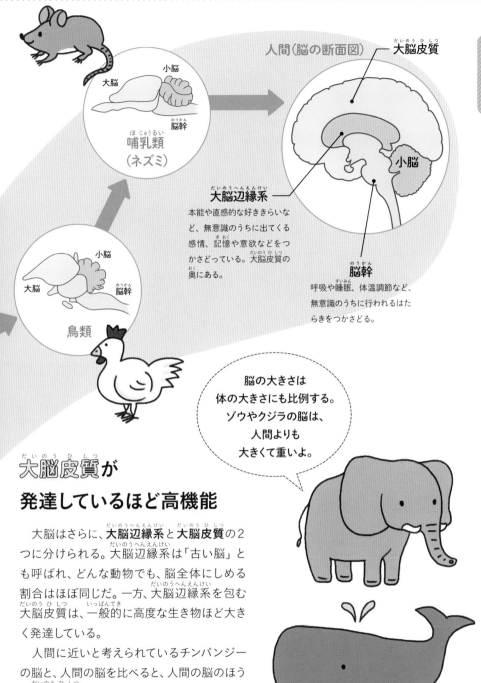

人間(脳の断面図)

大脳皮質

小脳

大脳辺縁系
本能や直感的な好ききらいなど、無意識のうちに出てくる感情、記憶や意欲などをつかさどっている。大脳皮質の奥にある。

脳幹
呼吸や睡眠、体温調節など、無意識のうちに行われるはたらきをつかさどる。

哺乳類
(ネズミ)

大脳
小脳
脳幹

鳥類

大脳
小脳
脳幹

脳の大きさは
体の大きさにも比例する。
ゾウやクジラの脳は、
人間よりも
大きくて重いよ。

大脳皮質が
発達しているほど高機能

　大脳はさらに、**大脳辺縁系**と**大脳皮質**の2つに分けられる。大脳辺縁系は「古い脳」とも呼ばれ、どんな動物でも、脳全体にしめる割合はほぼ同じだ。一方、大脳辺縁系を包む大脳皮質は、一般的に高度な生き物ほど大きく発達している。

　人間に近いと考えられているチンパンジーの脳と、人間の脳を比べると、人間の脳のほうが大脳皮質が大きく発達している。つまり、より高度なはたらきが可能ということなのだ。

13

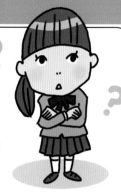

Q 脳と関係あるのは
頭のよさだけ？
運動神経は脳と関係ある？

A 脳は感覚や運動もつかさどる司令塔(しれいとう)

　「目で見る」「耳で聞く」というのは、じつは正確ではない。目や耳は情報の入り口。情報が脳に届いて初めて、「見る」「聞く」ことができるのだ。

　脳はまた、外界からとりこんだ多くの情報を総合的に判断し、どのように反応するかを決めて、体の各部へと指令を出している。体を動かせるのは、脳が指令を出しているから。つまり、運動と脳も決して無関係ではない。

　脳は、情報を受けとって指令を送る、司令(しれい)塔(とう)の役割を果たしているのだ。

脳

　脳でそれぞれの情報を処理して初めて、私たちは「見た」「聞いた」と感じる。さらに脳では、感覚として得た情報をまとめて次の行動を決定し、全身の器官に指令を出している。

感覚

　目（視覚）、耳（聴覚(ちょうかく)と平衡(へいこう)感覚）、舌（味覚）、鼻（嗅覚(きゅうかく)）、皮膚(ひふ)（触覚(しょっかく)）などでキャッチした情報は、神経を通じて、それぞれの感覚をつかさどる脳の部位に送られる。

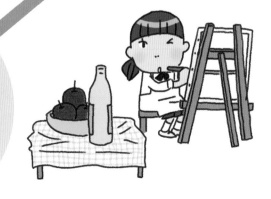

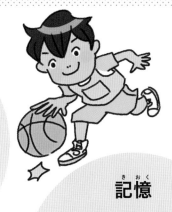

運動

　運動をつかさどるのは、大脳の**運動野**と呼ばれる部位。ここから体を動かす細かな指令が出ると、**脊髄**（脳から背骨を通る太い神経）を通って全身の筋肉に情報が伝えられる。

記憶

　外部からとりこんだ情報はすべて一時的に保存されたあと、大切なものとそうでもないものに分類される。重要ではない情報は消され、大切なものは長期保存される（くわしくは26ページ）。

言語

　脳には、言葉を聞いて理解する部位、考えたことを言葉にする部位など、言語処理にかかわるさまざまな部位がある。言葉の理解や発語には、複雑な脳のはたらきがかかわっているのだ。

感情・思考

　脳のなかの、快・不快などの原始的な感情をつかさどる部位（大脳辺縁系）と、情報を総合的に判断する部位（前頭葉にある前頭連合野）が連携してはたらき、人間らしい感情や思考が生まれる。

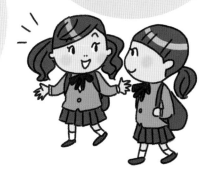

Q 私たちが眠っている間って、脳もはたらかずに休んでいるの？

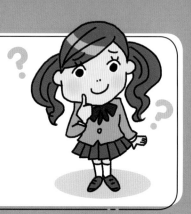

A 睡眠中もはたらいている脳がある！

　しっかり眠ったときはすっきりとして気分がよく、寝不足だと体がだるくて頭のはたらきもいまいち……。睡眠が脳と体を休ませ、回復させることは、だれもが経験しているだろう。

　しかし、命を支える脳幹などは、睡眠中も起きているときと変わらずはたらいている。また、大脳には、睡眠中には休んでいる部位（眠る脳）と、睡眠中に活発になる部位（眠らない脳）があり、このアンバランスが、夢の原因と考えられている（56〜57ページ）。

■睡眠をコントロールする脳のしくみ

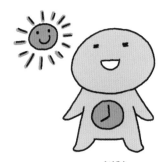

体内時計中枢

視床下部（17ページ）にあり、体のサイクルを外界に合わせて24時間に調整する。覚醒と睡眠のリズム調整にも関与。朝、日光を浴びることで、リズムをリセットする。

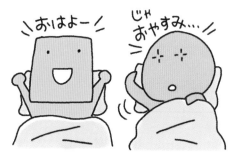

覚醒中枢と睡眠中枢

いずれも視床下部にあり、一方がはたらくと、もう一方のはたらきはおさえられる。昼間は体内時計中枢の影響で覚醒中枢が優位になり、大脳皮質を活発にしている。

大脳皮質は眠る脳

大脳皮質は、起きている間、たくさんの情報を処理するなど、活発にはたらく。だから、睡眠中には休息をとるのだ。

夢の内容がめちゃくちゃなのは、理性的・論理的に考えるはたらきをもつ前頭連合野が休んでいるためだと考えられている。

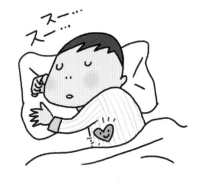

睡眠中も脳幹がはたらくことで、呼吸や拍動がとだえることなく、かつ、体がリラックス状態になるようコントロールされる。

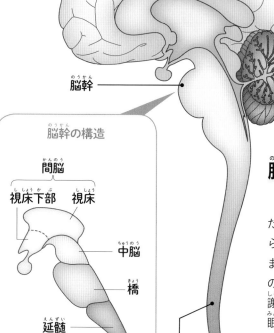

大脳

脳幹

脳幹の構造

間脳

視床下部　視床

中脳

橋

延髄

脊髄

脳と体をつなぐ部分。

脳幹は眠らない脳

脳幹は生命維持にかかわるはたらきをになうため、24時間はたらく。視床下部からは睡眠中にさまざまなホルモンが分泌され、体の状態を調整している。成長や代謝にかかわる成長ホルモンは、睡眠中に分泌量が多くなる。まさに「寝る子は育つ」というわけだ。

また、大脳辺縁系にある海馬や扁桃体（52ページ）は、睡眠中も活発に活動している。

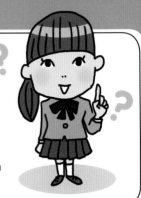

Q 生まれたての
赤ちゃんの脳って、
どういう状態？
大人の脳よりも小さいの？

Ⓐ 小さいが、神経細胞の数は大人並み

　脳は**神経細胞**でできている。この神経細胞同士がつながることで、情報を伝えるしくみだ。

　生まれたばかりの赤ちゃんの脳は、大人の30％ほどの大きさしかないのに、神経細胞の数は、大人とほぼ変わらない。ただし、神経細胞同士のネットワークは、赤ちゃんの段階ではまだ不十分だ。

　生まれてから3歳ごろまでは、とにかくたくさんのつながりをつくることが優先される。脳はアクセル全開の状態だ。さまざまな情報をとりこみ、神経細胞のネットワークを急速に広げていく。

　しかし、この時期には不要なつながりもたくさんつくられる。それが次第に整理されて、大人の脳になっていくのだ。

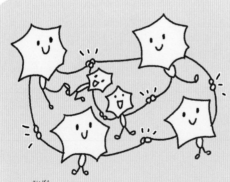

神経細胞のつなぎ目（シナプス）が急速に増加。また、神経細胞を活性化させるはたらきも活発になる。

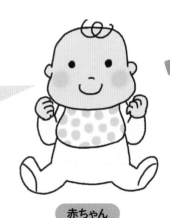

赤ちゃん

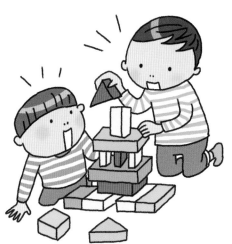

4〜5歳ごろには
ブレーキがきく脳に成長

　4〜5歳ごろになると、神経細胞にブレーキがきくようになる。神経細胞がコントロールされてシナプスの数が減り、つながりが整理されてくるのだ。

　この脳の変化は、ちょうど「ぼくが」「私が」という具合に自分中心だった子どもが、そのときの状況や相手の気持ちを理解できるようになる時期に起こる。相手の状況を理解し、協力していっしょに遊んだりできるようになるのもこのころだ。

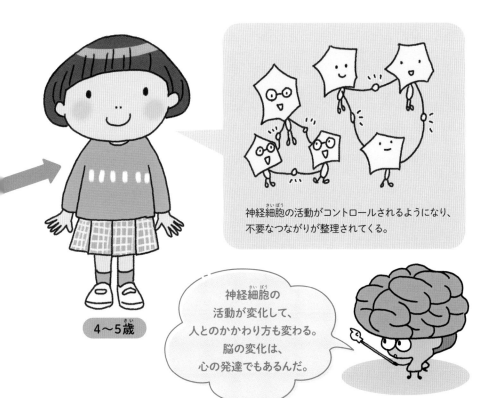

神経細胞の活動がコントロールされるようになり、不要なつながりが整理されてくる。

4〜5歳

神経細胞の
活動が変化して、
人とのかかわり方も変わる。
脳の変化は、
心の発達でもあるんだ。

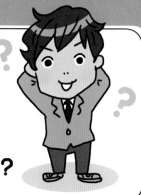

Q 体も大きくなってるし、ぼくたちの脳は、もう大人でしょ？脳っていつまで成長するの？

Ⓐ 脳のはたらきは20歳前後で完成

脳は、神経細胞同士がつながってネットワークをつくることで、複雑な情報をやりとりしている。脳が成長するということは、神経細胞のネットワークが密になり、強固になることだ。

ただし、脳の成長は均一に進むわけではない。おおまかにいうと、後ろから前へと進んでいき、情報を統合するはたらきをになう前頭連合野のネットワークが完成するのは、10代後半から20歳ごろ。中学から高校にかけての思春期は、脳はまだ発展途上なのだ。

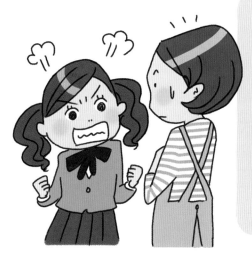

10代の脳の特徴 ①
ネットワークが未完成

神経細胞のネットワークは、感覚や運動をつかさどる部位、ごく簡単にいうと脳の後ろのほうから完成してくるという特徴がある。10代の子どもや若者は、前頭葉をふくむ前頭連合野のはたらきが未熟なぶん、理性よりも、直感的な好ききらいや感情に左右されやすいといえる。

前頭連合野は
人間らしさの源

　情報を統合し、論理や理性をつかさどる前頭連合野は、**人間の大脳皮質の約30％**をしめている。ほかの動物を見ると、サルでは約10％、ネコでは約4％と、人間の前頭連合野が特に発達していることがわかる。**前頭連合野は人間らしさの源**なのだ。

　前頭連合野が発達するにつれ、情動がおさえられ、落ち着いた大人の行動がとれるようになる。

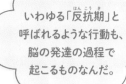

いわゆる「反抗期」と
呼ばれるような行動も、
脳の発達の過程で
起こるものなんだ。

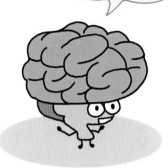

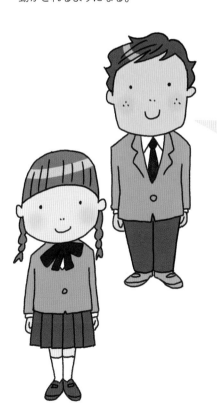

10代の脳の特徴 ②
性ホルモンの影響を受けやすい

　10代のころは、前頭連合野よりも大脳辺縁系がつかさどる本能のはたらきが勝っているうえに、性ホルモンの分泌が活発になる時期でもある。そのため、恋愛や性についての関心が高まったり、男子では攻撃性が高まったりと、考え方や行動が性ホルモンの影響を受けやすくなる。

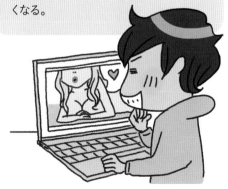

だまされやすい脳

ものを見るとき、脳が行う処理はとても高度で複雑。
そのはたらきによって、事実とはちがうものが見えることも…

ふだん私たちは、身の回りのものを「ありのままに」見ていると思っています。ところが、実際には、私たちが見ているものは、脳で再構成されたり修正されたりしていることが多いのです。

例えば、視覚の刺激を受けとるのは目の網膜という部分ですが、網膜には構造上、光を感じる細胞がない「盲点」という部分があります。盲点は光を感じることができませんから、本来、私たちの視野は、盲点にあたる部分が黒い点のように欠けるはずです。しかし、実際には、脳が情報を補っているため、視野が欠けることはありません。

このように、脳は無意識に、とても高度で複雑な処理をしています。こうし

た脳のはたらきは、便利な反面、修正がききすぎて、事実と異なって見えてしまうことがあります。これを「錯視」といいます。錯視には、さまざまなタイプがあります。よく知られているのは、同じ長さの線の端に、矢印のような形を外向きにつけるか内向きにつけるかで、長さがちがって見えるというものです。

もう一つ例を出しましょう。左下の写真を見てください。見ての通り白黒ですが、絵の中の一点を見てから白い部分に目を移すと、一瞬、カラーの画像が見えるはずです。これは「補色残像」という錯視の一種で、脳や網膜のはたらきによるものと考えられています。

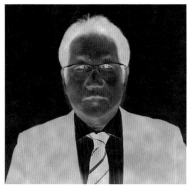

上の写真の中心にある赤い点を、30秒ほど視線を動かさずに見つめたあと、すぐに右側の白いスペースを見よう。カラーの画像が残像のように浮かび上がる。コツは、見るときに点から目を動かさないこと。カラーの画像が見えるのはほんの数秒なので見のがさないように注意！（写真の人物は、この本の監修者の西川泰正先生。）

PART 2

勉強と脳

どうすれば勉強ができるようになるかと、

日々頭を悩ませている中学生は、少なくないだろう。

脳の特徴を知り、効率よく脳を使えるようになろう！

PART 2

勉強と脳

頭をよくする方法が知りたい！

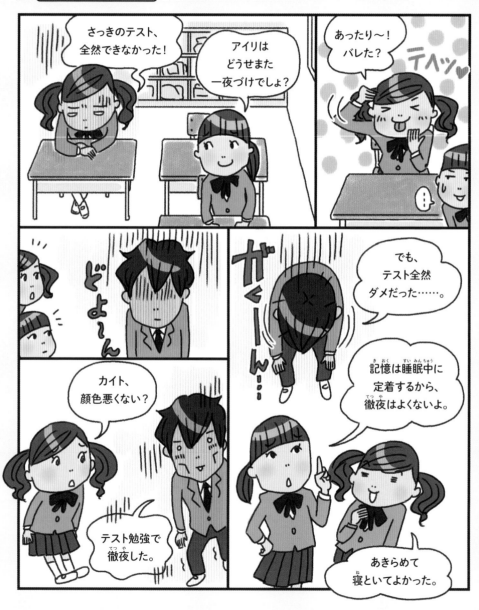

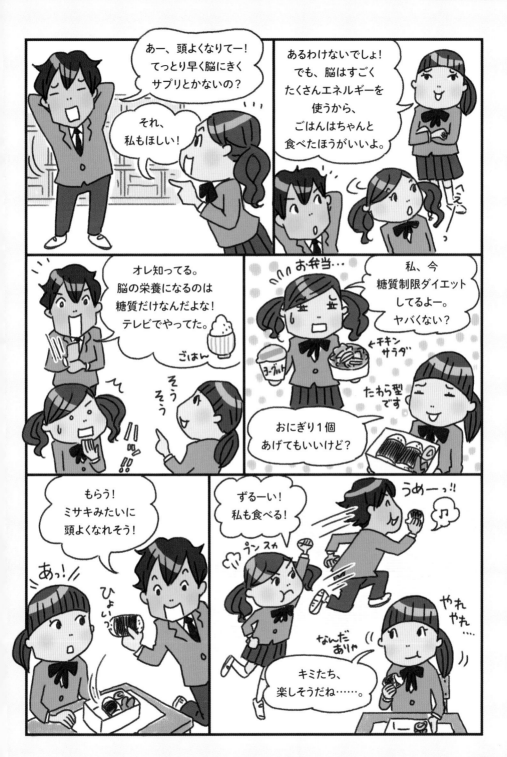

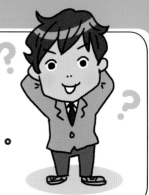

Q 1学期のテストで覚えたのに、学年末テストでは忘れてる。これってどうして？

A 使わない記憶は残らないから

脳に入ってくる情報の量は膨大だ。そのすべてを記憶として残しておくと、脳はパンクしてしまう。そのため、記憶は2段階で保存されている。

まず、脳に入ってすぐの情報は、**短期記憶**として仮の置き場に保存される。その後、「こわい」「うれしい」などの感情をともなう記憶や、くり返しインプットされる記憶や経験は選ばれ、重要な**長期記憶**として別の場所（**大脳皮質**や**小脳**）で保存されることになる。

ちょっと勉強しただけですぐに使われなくなる知識は、重要ではないと判断されるため、長期記憶として定着しない。思い出すことがないと、時間とともに消えてしまうのだ。

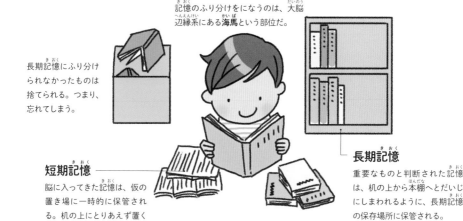

記憶のふり分けをになうのは、大脳辺縁系にある**海馬**という部位だ。

長期記憶にふり分けられなかったものは捨てられる。つまり、忘れてしまう。

短期記憶
脳に入ってきた記憶は、仮の置き場に一時的に保管される。机の上にとりあえず置くようなイメージだ。

長期記憶
重要なものと判断された記憶は、机の上から本棚へとだいじにしまわれるように、長期記憶の保存場所に保管される。

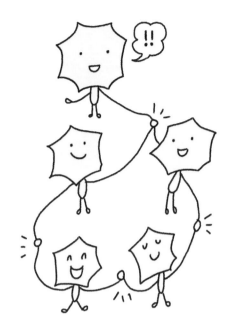

記憶はつながりで残る

　記憶は、**神経細胞のネットワーク**によって保存されている。神経細胞同士をつなげて記憶をたくわえ、そのネットワークを活性化することで、思い出すことができるというしくみだ。

　1つ何かを思い出すと、それにまつわる記憶が次々とよみがえってくるのは、記憶がネットワークでつながって保存されているためなのだ。

　逆に、忘れてしまうのは、神経細胞同士のつながりが切れてしまうせい。何度も思い出すことで、つながりは強くなり、記憶は定着する。

体で覚えたことは
忘れにくい！

　記憶にかかわるのは大脳だけではない。自転車の乗り方、熟練した職人の体の使い方など、何度もくり返して「体で覚えた記憶」は、小脳で保存されている。**これを手続き記憶という。**

　単なる知識は忘れやすいが、体で覚えた記憶は忘れにくいのは、保存する場所がちがうためなのだ。

　一方、歴史の年号や数学の公式、漢字の読み書きなど、頭で覚える記憶は**陳述的記憶**という。陳述とは、口頭で述べること。つまり、陳述的記憶は言葉で説明できる記憶だ。

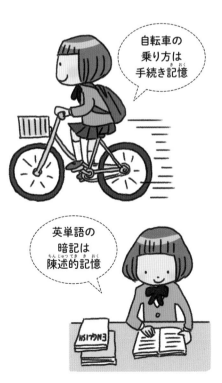

自転車の乗り方は手続き記憶

英単語の暗記は陳述的記憶

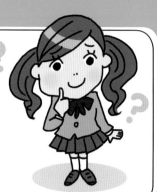

Q 暗記するのが すごく苦手！ 記憶力（きおくりょく）ってどうすれば よくなるの？

A 記憶（きおく）はきたえるほど強くなる！

　記憶（きおく）は、神経細胞（さいぼう）のつながりで保存され、思い出すたびにそのつながりが刺激（しげき）され、活性化する。くり返し刺激（しげき）される記憶（きおく）が重要なものとして長期記憶（きおく）になるということは、「くり返し学習するほど忘れにくくなる」ということ。

　記憶力（きおくりょく）をアップさせて、勉強したことを忘れないようにするには、結局のところ、地道にくり返し復習することがいちばんというわけだ。

何度も復習すると…

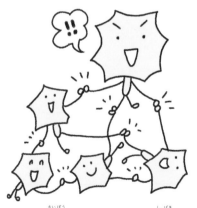

神経細胞（さいぼう）のつながりがくり返し刺激（しげき）されることで、神経細胞（さいぼう）同士の接合部が増え、つながりが強くなる。すなわち、思い出しやすくなる。

サボると…

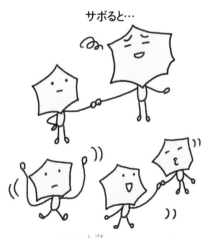

つながりが刺激（しげき）されないため、神経細胞（さいぼう）同士の接合が弱くなる。そして、不要な記憶（きおく）とみなされると、つながりは切れてしまう。

いろいろな方法で 覚えるのがおすすめ

　脳が刺激をたくさん受けとるほど、記憶は残りやすくなる。刺激を増やすには、覚えたいことを目で見るだけでなく、声に出して読む、文字に書く、音声で聞くというように、いろいろな方法でインプットすることがおすすめだ。

　また、くり返し学習も脳の刺激を増やすことにつながるので、「D・W・M」の3つのタイミングを目安に復習して、記憶をきたえよう。Dは「day」で、前日に予習する、翌日に復習するなど。Wは「week」で、1週間後に復習する。Mは「month」で、1か月後にもう一度見直すのだ。

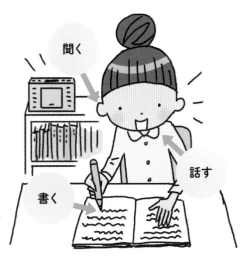

聞く
書く
話す

覚えてからの時間	忘れる割合
20分後	42%
1時間後	56%
9時間後	64%
1日後	67%
2日後	72%
6日後	75%
31日後	79%

ただし、このデータは、「子音・母音・子音」からなる無意味な音節（日本語でいうと意味のない2〜3文字のまとまり）を覚えたときのもの。意味のある記憶なら、もっと長く覚えていられるかもしれない。

脳は忘れるように できている

　忘れるのはよくないことと考えがちだが、じつは、忘れることも、脳にとって大切だ。記憶がどんどん増えると、神経細胞のつながりが増えて混み合ってくるため、新しいことを覚えるのが難しくなる。重要ではないことから忘れていくことで、神経細胞のネットワークにすきまができ、新しい情報を入れやすくなるのだ。

　ちなみに、覚えたことを時間とともにどれだけ忘れるかを調べた実験の結果が左の表。9時間後には、64％忘れてしまうから、一夜づけではせいぜい30〜40％程度しか覚えていられないのだ。

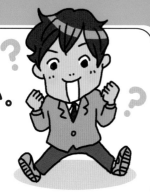

Q ついつい気が散って勉強できないことが多い。集中力を高めるにはどうすればいい？

A 「すっきり」「リラックス」がポイント

集中力を高めているときは、脳が緊張していると思うかもしれないが、じつは、集中力が高まるのは、リラックスしているときだ。集中力のもととともいわれる**セロトニン**（62ページ）という神経伝達物質は、リラックスしているときに分泌が増える。

ピリピリしているときよりも、気持ちによゆうがあるときのほうが、勉強するのに適した状態なのだ。テストの直前に勉強を始めるのではなく、もっと早くから準備しておけば、より集中して勉強できるということになる。

集中力を高めるポイント①
すっきりと片づける

集中するためには、不要な情報をシャットアウトして、注意を一点に向けることが必要だ。

勉強に集中しようと思ったら、まずは気をそらすもととなるものを片づけ、落ち着いて勉強できるよう机の上を整理しよう。集中できる環境が整って、おのずと気持ちが勉強に向かうはずだ。

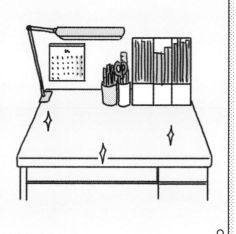

集中力を高めるポイント②
リラックスしてとり組む

リラックスしているとき、脳ではセロトニンが分泌されたり、α波という脳波が出ていたりする。セロトニン、α波はともに集中力を高める要因といわれている。

試験前日の一夜づけなど、あせっているときはなかなかリラックスできないもの。アロマや静かな音楽など、自分に合った方法を見つけて心を安定させ、日ごろから集中力を高めて勉強しておこう。

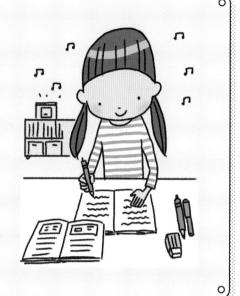

集中力を高めるポイント③
実現できそうな目標を立てる

集中して勉強するためには、目標をきちんと決めることも欠かせない。ただ漠然と「がんばろう」「いい点をとろう」と思うのではなく、「平均点を超える」「前のテストより10点アップ」など、具体的で、しかも実現可能な目標を決めよう。

目標をはっきりイメージするとやる気が高まるし、ゴールしたときの達成感がまたやる気を高める。やる気を強くもち続けることが、集中力の源になるのだ。

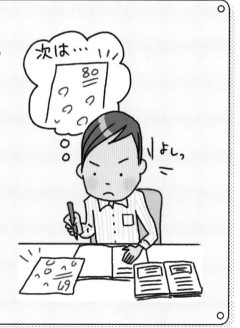

なんだか
やる気が出ないとき、
スイッチを入れる
方法ってある？

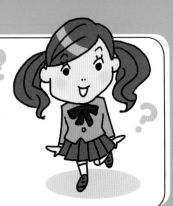

Ⓐ 目標とごほうびを設定しよう！

やる気を出すには、目標とごほうびをバランスよく設定することが重要だ。ついつい高い目標を設定して、「達成したあかつきにはビッグなごほうびを……」などと考えがちだが、やる気を高めるには、「簡単な目標」と「小さなごほうび」を積み上げるほうが効果的だ。

大きな目標があるときは、それを実現させるための小さなステップに分けて目標を立てる。ステップをのぼるうちに、挑戦することそのものがごほうびになればしめたものだ。

■小さな目標をクリアすることで、やる気が出る！

5分ならなんとかなるかも…

5分がんばろう！

やる気が出ないときでも、「5分でいいからやってみよう」と考えて、まずはとり組んでみる。

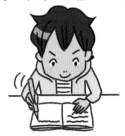

くり返すうちに、
気分がのって
やる気になる！

とりあえずできた！

小さな目標でも、達成できると脳に「作業興奮」という快感が生まれ、やる気につながる。

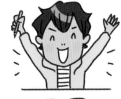

もうちょっとがんばれるかも…

ドパミンの出ることを自分でつくる

　脳には、ごほうびをもらうと気分がよくなるしくみ（**報酬系**）が備わっているので、あらかじめ、ごほうびを決めておくとやる気を高めることができる。

　ごほうびというと「物」を考えがちだが、「ほめられる」というのも、じつは大切なごほうび。ほめられることは、作業興奮を高め、さらなるやる気を起こす起爆剤でもあるのだ。

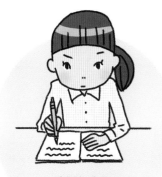

勉強する

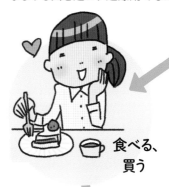

食べる、買う

ほめられる、モテる

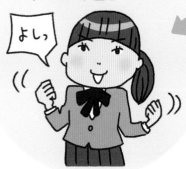

ドパミンが出る

　「うれしい」「やった」という気持ちを感じるとき、脳ではドパミン（62ページ）という神経伝達物質が放出され、報酬系というネットワークを刺激する。

　「がんばる→ごほうびをゲット→報酬系が刺激される」というパターンをくり返すことで、がんばる行動（上の例では勉強）が定着しやすくなる。やがて、勉強すること自体でドパミンが出るようにもなるのだ。

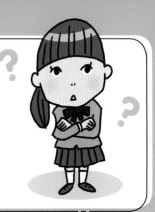

Q なるべく効率よく
勉強したい！
いつ勉強するのが
おすすめ？

睡眠で脳がリセットされた朝が◎

睡眠中も、脳は生命を守るために活動しているが（16ページ）、じつはもう一つ、睡眠中に行われる脳の大切なはたらきがある。それが「記憶の整理」だ。

脳に入ってきたさまざまな記憶を整理して、長期記憶にふり分ける作業（26ページ）は、睡眠中に行われる。そのため、朝は余計な記憶を整理してリセットされた状態になる。勉強して新しい情報をとりこむのには、うってつけの状態というわけだ。

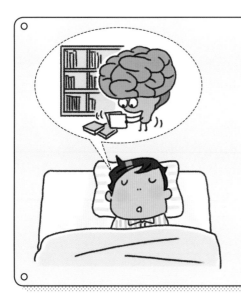

大脳では

記憶を選別して整理
睡眠中は、記憶をになう海馬という部位が、脳に入ってきた記憶を再現して、長期記憶にするものと、消去するもの（忘れるもの）に整理する。

心のストレスも整理
心配ごとや不安なことがあるとき、いやなことがあったときなどは、睡眠中にマイナスの感情にまつわる記憶も整理される。

夜、寝る直前もいい!?

　勉強の内容によっては、夜のほうが適しているものがある。それは、暗記だ。

　勉強したらすぐに寝るグループと、しばらくたってから寝るグループとに分けて、同じ課題をさせたところ、すぐに寝たグループのほうが成績がよかったというデータもある。

　ただし、睡眠時間はしっかりと確保することが大前提。14〜17歳の望ましい睡眠時間は8〜10時間といわれている。寝る直前の勉強が効果的だからといって、夜ふかしして勉強したのでは、睡眠不足になってしまって逆効果ということになりかねない。

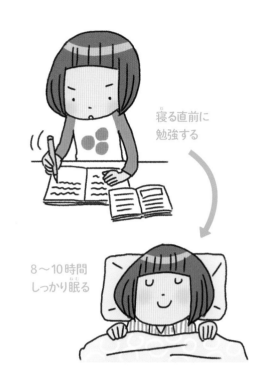

寝る直前に勉強する

8〜10時間しっかり眠る

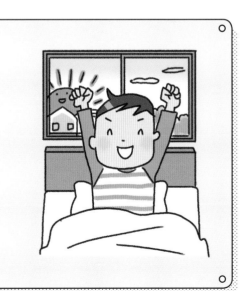

朝には記憶の整理が完了
大切な記憶は長期記憶となり、余計な記憶は消去されてなくなる。短期記憶の仮置き場がリセットされるため、新しい記憶が入りやすくなる。

朝には気持ちがすっきり
記憶が整理されると、いやな気持ちもある程度は軽くなるもの。気持ちがリセットされやすい点でも、朝は勉強によい時間だといえる。

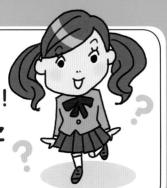

Q 英語をペラペラに話せるようになりたい！英語も日本語みたいに覚えられないの？

Ⓐ 母語を学ぶためのしくみは特別

　「母語」とは、赤ちゃんのころから慣れ親しみ、自然に身につける言語のことで、脳には母語を学ぶしくみがあらかじめ備わっていると考えられている。

　ただし、このしくみが有効なのは7〜10歳ごろまで。複数の言語をあやつれるバイリンガルとして、ネイティブスピーカー並みにマスターできるのは4〜5歳までといわれている。この年齢を過ぎると、母語以外の言語は自然には身につかないので、残念ながらがんばって勉強するしかない。

■バイリンガルの人は、脳の使い方もちがう

(成長してから英語を学んだ日本人)

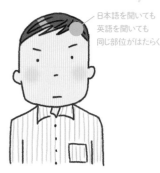

日本語を聞いても英語を聞いても同じ部位がはたらく

英語を聞いたときも、日本語を聞いたときにはたらく部位と同じ部分しか反応しない。

(日本語と英語を同じように使いこなすバイリンガルの人)

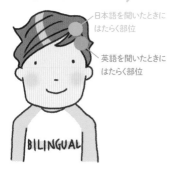

日本語を聞いたときにはたらく部位

英語を聞いたときにはたらく部位

英語を聞いたときに、日本語を聞いたときにはたらく部位とは別の部分が反応する。

英語脳は、今からでもつくれる！

テストのために英語を勉強するときは、英語を日本語に訳しながら勉強することが多いだろう。しかし、この方法だと、日本語の脳を使うことになり、英語を自由にあやつる「**英語脳**」はきたえられない。

英語脳をきたえるには、脳の使い方を変える必要がある。それには、英語を訳さずに「そのまま」覚えるのが効果的だ。

ネイティブ並みとまではいかないかもしれないが、10代の若い脳は、言語を学ぶ力がまだまだ強い。脳の使い方をくふうすれば、英語をマスターするのも決して難しいことではない。

英語脳をきたえるポイント ①
訳さない

英単語を日本語に訳すのではなく、それ自体のイメージを覚えよう。また、英語の発音をカタカナでとらえることも、聞きとりをじゃまするもととなる。

英語脳をきたえるポイント ②
スピードはそのまま

リスニングなどで、ゆっくり聞かせて練習することがあるが、それに慣れてしまうと、ゆっくりの英語を聞きとる脳しかきたえられない。最初は聞きとれなくても、普通のスピードを聞く脳をきたえることが大切だ。

英語脳をきたえるポイント③
聞きとるとき英文を見ない

テキストを見ながら聞くと、読むことで理解してしまうため、英文を見ないと聞きとれない脳になってしまう。聞きとる脳をつくるには、まず聞いて、聞きとれなかったところをあとからテキストで確認しよう。

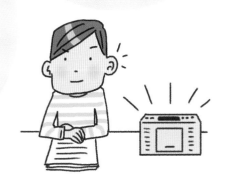

Q 頭がよくなる食べ物や 脳にいい食べ物って ないの？

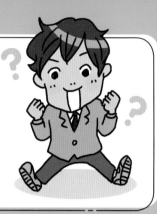

A 脳のエネルギー源をしっかりとろう

　脳はとても食いしんぼう。人間が日常生活で消費するエネルギーの約30％を使ってしまう。しかも、**脳のエネルギー源となるのはブドウ糖だけ**で、たくわえておくことはできない。そのため、脳をはたらかせるにはエネルギー源となる糖類をとることが欠かせない。

　また、食べ方も大切だ。一日に3食、規則正しく食べよう。特に、朝食をしっかり食べることで、朝、リセットされて勉強に適した状態になる脳を、しっかりとはたらかせることができる。

■よくかむことは、脳にいいことずくめ！

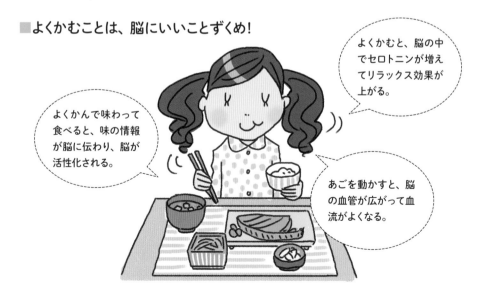

よくかむと、脳の中でセロトニンが増えてリラックス効果が上がる。

よくかんで味わって食べると、味の情報が脳に伝わり、脳が活性化される。

あごを動かすと、脳の血管が広がって血流がよくなる。

■脳のために積極的にとりたい栄養素

ブドウ糖

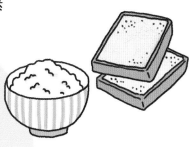

脳の唯一の栄養源。ブドウ糖のもととなる糖質はパンやごはんなど主食にたくさんふくまれるので、しっかり食べよう。食べたあとに眠くなるのを防ぐには、ブドウ糖になるまで時間がかかる玄米や、精製していない全粒粉でつくったパンなどがおすすめだ。

ビタミン B1

ブドウ糖をエネルギーに変えるのに欠かせない栄養素。豚肉や大豆、玄米などに多くふくまれる。

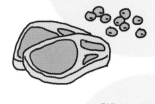

DHA、EPA

脂肪酸（脂質を構成する成分）の一種。脳の神経細胞を活性化するため、認知予防に効果があるともいわれている。サバやイワシなど、青背の魚に多い。

αリノレン酸

体内でDHA、EPAになる脂肪酸。えごま油やアマニ油、くるみなどに多くふくまれる。

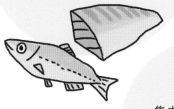

レシチン

集中力や記憶力に関与する。納豆やとうふなどの大豆食品、卵黄などに多くふくまれる。

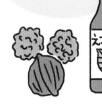

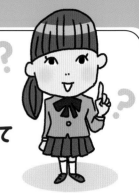

Q スマホやパソコンを使いすぎると、脳のはたらきが低下するって本当なの？

Ⓐ 集中力・記憶力への影響が心配

　スマホ（スマートフォン）やパソコンは便利だが、使いすぎると脳のはたらきが低下する危険もある。例えば、考えるかわりにインターネットで検索したり、自分で覚えておくかわりにメモ機能を使ったりしていると、思考や記憶という脳の機能がおとろえてしまう可能性がある。

　また、スマホやパソコンの影響で成績が落ちるのは、使いすぎで勉強時間が減るせいだと思われているが、じつは、勉強時間が長くても、スマホを多く使っていると成績が上がらないというデータもある。スマホの使いすぎは、意外なほど脳に影響をおよぼしているのだ。

■携帯やスマホの使用時間と学力テストの結果

（文部科学省「平成26年度全国学力・学習状況調査の結果」より）
※使用時間にはゲームをする時間をふくまない。

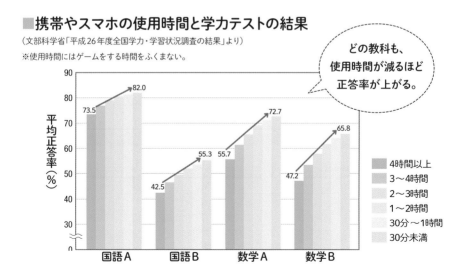

どの教科も、使用時間が減るほど正答率が上がる。

縦軸：平均正答率（%）

国語A：73.5 → 82.0
国語B：42.5 → 55.3
数学A：55.7 → 72.7
数学B：47.2 → 65.8

凡例：
4時間以上
3〜4時間
2〜3時間
1〜2時間
30分〜1時間
30分未満

睡眠への影響も深刻

　スマホやパソコンの使いすぎで、睡眠時間が短くなるのも大きな問題だ。

　睡眠不足になると、脳がしっかりはたらかないばかりでなく、よく寝ている人と比べて、海馬（52ページ）が小さくなるなど、脳の形そのものも変わってしまう。それほど、睡眠と脳とは深い関係があるのだ。

　また、スマホなどの画面から出るブルーライトを、夜、長時間見ていると、脳が昼間だとかんちがいして寝つきが悪くなったり、眠りが浅くなったりするともいわれている。

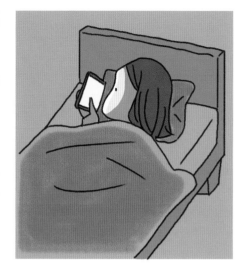

スマホの影響チェック！

脳への影響

□ ぼんやりしてしまう

□ スマホやパソコンを使っていないと落ち着かない

□ 授業中など、寝てはいけないのに居眠りしてしまう

体への影響

□ 眠れない

□ 目の痛みなどがある

□ 頭痛や肩こりを感じる

□ 食事や睡眠が不規則だ

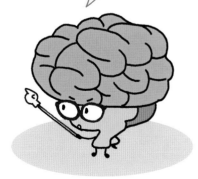

スマホやパソコンを使いすぎると、体や心に悪影響が出ることも多い。使いすぎのサインが出ていないかチェックしてみよう。

脳にはタイムリミットがある!?

臨界期を過ぎると、学習のスピードやレベルはダウン。
しかし、臨界期を過ぎたら手遅れというわけではない。

36ページでも解説したように、言語をネイティブスピーカー並みに身につけるためには、ある程度早いうちから学び始める必要があります。このように、脳が学習するのに適した時期のことを「臨界期」といいます。

脳は、神経細胞がつながり、ネットワークをつくることで、さまざまな情報を記憶していきます。臨界期とは、このネットワークづくりが最もさかんな時期のこと。この時期を過ぎると、ネットワークをつくるはたらきが少しずつ低下していくため、学習のスピードやレベルは臨界期に比べておさえられてしまうのです。

臨界期がいつごろなのかは、対象となる能力によってかなり異なります。例えば、見る力（視覚）はかなり早い時期に臨界期をむかえることがわかっています。一方、言葉を身につける力の臨界期は、聞く力は5歳ごろ、文法を学ぶ力は7歳ごろというようにかなり遅く、また、幅があります。

臨界期だけを考えると、「幼いうちから学び始めたほうが有利」というのは当たっています。しかし、臨界期が過ぎたらもう手遅れなのかというと、もちろんそうではありません。

英語脳はいつからでもきたえられますし、10代の脳は、まだまだ神経細胞のネットワークによゆうがあるので、どんな分野でも、がんばりに応えてくれるでしょう。何歳からでも、脳は相応の力を発揮できるのです。

幼いうちから
学び始めると有利

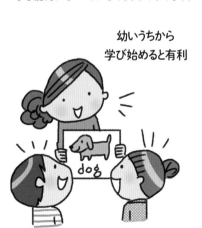

しかし、何歳からでも
むだではない!

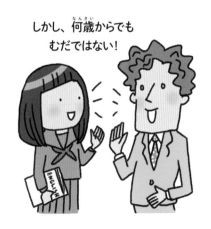

PART

3

思春期と脳

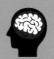

いろいろなことに思い悩む思春期。

恋する気持ちも悲しみもいら立ちも、その源は脳にある。

このパートでは、脳と心の関係を中心に説明しよう。

恋する理由は 脳にある!?

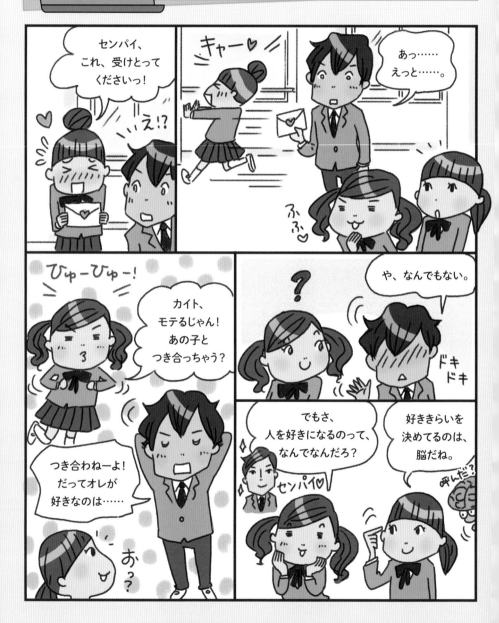

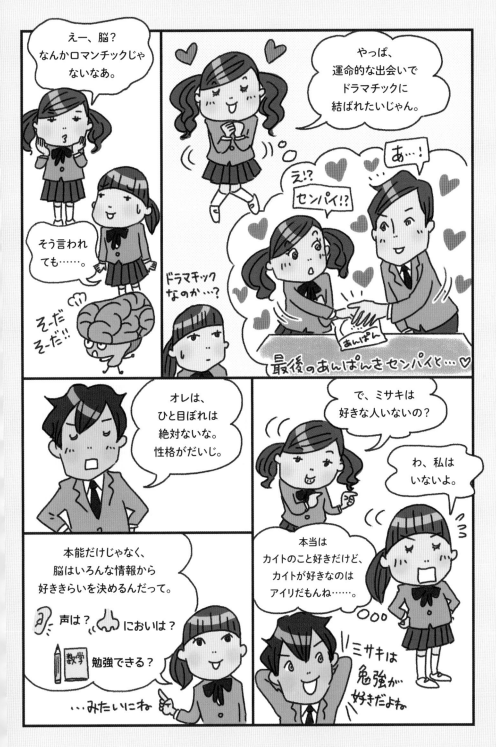

45

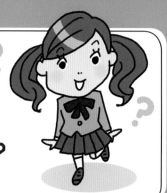

Q 恋をするときって、
好ききらいを
脳が判断しているの？

Ⓐ 本能的な好ききらいは扁桃体が判断

大脳辺縁系には、本能的な好き・きらいを決める**扁桃体**という部位がある。扁桃体は、快・不快や恐怖などの強い感情をつかさどっていて、生きていくために欠かせないはたらきをになっている。

例えば、サルの扁桃体には、オレンジやりんごなどの食べ物に反応する細胞や、ヘビなどの天敵に反応する細胞がある。人間の脳でも同じように、「OK、好き」や「NG、きらい」を扁桃体が瞬時に決めていると考えられている。

また、「扁桃体は恐怖の源」ともいわれ、恐怖を感じさせて、危険に関する記憶を強く残す役割もある。

扁桃体

好き、OK
自分にとって安全なもの、好物などに反応し、ここちよい（快）と感じるものを見きわめる。

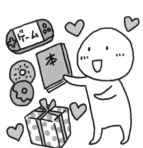

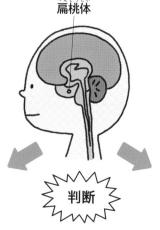

判断

きらい、NG
自分にとって不快なもの、危険をおよぼす可能性のあるものに反応する。

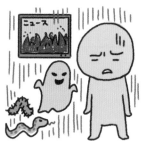

ひと目ぼれは
10代の特権?!

恋をするときにはたらくのは、扁桃体だけではない。前頭連合野は、相手の性格や趣味、立場や財産といったさまざまな情報から、総合的に判断をする。

しかし、発展途上の10代の脳、特に中学生ごろは、前頭連合野よりも、扁桃体をふくむ大脳辺縁系のほうが強くはたらく。そのため、扁桃体が本能的に「好きだ!」と判断した瞬間に恋に落ちる、ひと目ぼれが起こりやすい。

周囲から「なぜ好きなの?」「どこが好きなの?」と聞かれてもうまく答えられないのは、ひと目ぼれが論理ではなく直感で起こるためなのだ。

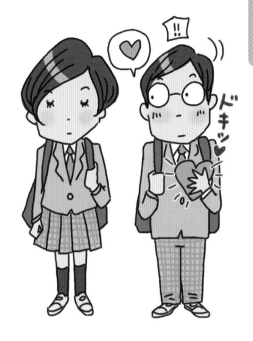

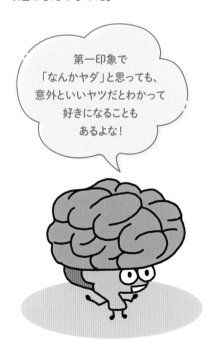

第一印象で
「なんかヤダ」と思っても、
意外といいヤツだとわかって
好きになることも
あるよな!

好ききらいは
経験で変わることも多い

食べ物の好みなど、日常的な好ききらいは、前頭連合野で総合的に判断するため、成長するにつれて変わることが多い。

例えば、子どものころはきらいだった食べ物が、年齢を重ねるうちに好きになることはしばしばある。これは、がんばって食べるうちに慣れる、友だちと楽しく食べるうちに好きになる、という具合に、経験や記憶を積み重ねたことによる。前頭連合野が、それらの経験や記憶を総合的に判断した結果、「きらい」から「好き」に変化したということだ。

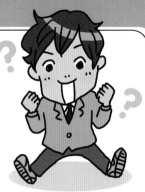

Q 好きな人を見ると ドキドキしちゃう。 これって、 脳が関係しているの？

Ⓐ 恋愛感情によって交感神経が活発に

　好きな人を見て心臓がドキドキするのは、脳の指令で**交感神経**（54ページ）がはたらくためだ。交感神経には体を戦闘モードにするはたらきがあるため、心拍数が上がる。

　では、なぜ恋をしているときに体が戦闘モードになるのだろうか。それは、脳の**腹側被蓋野**という部位が、恋愛感情に強く反応するため。腹側被蓋野が**ドパミン**を分泌し、交感神経が活発になるのだ。

　その一方で、情報を総合的に判断する**前頭連合野**もはたらいている。恋の場合は、前頭連合野が恋愛感情による刺激を「よいもの」と判断し、ハッピーに感じる。

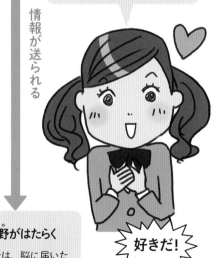

腹側被蓋野がはたらく
腹側被蓋野がドパミンを分泌し、交感神経が活発になる。

情報が送られる

前頭連合野がはたらく
前頭連合野では、脳に届いた情報を過去の記憶と照らし合わせて、「これはどんな状態か」を判断する。

好きだ！

恋のドキドキと恐怖のドキドキはほぼ同じ

恐怖を感じたときに心臓がドキドキするのも、交感神経のはたらきによるものだ。恋と恐怖という対照的な感情から、同様のドキドキが起こるのは、恐怖を感じる扁桃体と、恋愛をつかさどる腹側被蓋野が密接な関係にあるためだ。

恐怖によって扁桃体が反応すると、腹側被蓋野にはドパミンを放出するよう信号が送られる。ドパミンによって交感神経が活発になり、ドキドキするという流れは、恋のドキドキと同じだ。

ちがうのは、前頭連合野の判断。恐怖の場合は、さまざまな情報から、「危ない」「よくない」と判断する。ただし、ジェットコースターやお化け屋敷など、経験的に危険ではないとわかっているものについては、前頭連合野は「スリル」「楽しい」と判断する。

体が興奮する
交感神経のはたらきで、心臓がドキドキする、手に汗をかくなどの反応が起こる。

食欲や睡眠が影響を受ける
大脳辺縁系がつかさどる本能的なはたらきが影響を受けるため、「食べ物がのどを通らない」「気が高ぶって眠れない」といった事態におちいることもある。

いろいろな感情が生まれる
恋愛と恐怖や不安は、脳のなかでもまさにとなり合わせ。恋愛中は気持ちが不安定になりやすく、さまざまな感情が生まれる。

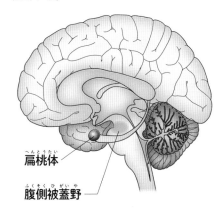

扁桃体

腹側被蓋野

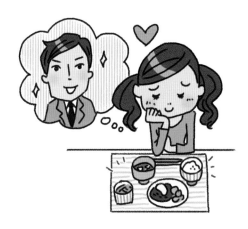

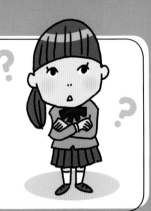

Q 脳のしくみを利用すれば、好きな人に好きになってもらうこともできる？

A 相手と同じことをするといいかも!?

体を動かすとき、脳ではその動きを担当する部位が活動する。ところが、自分が動いていないときでも、相手の動きを見ただけで、まるで自分が同じ動きをしているかのように反応する神経細胞が、脳の中に存在する。これが**ミラーニューロン**だ。

ミラーニューロンのはたらきによって、私たちは相手の行動を脳の中でなぞることができる。相手と同じ行動をすると、共感を深めるしくみが備わっているのだ。すると、相手をより身近に感じ、理解が深まるのだ。

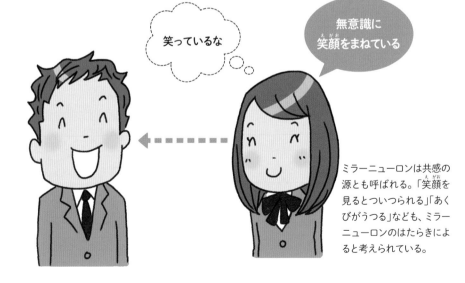

笑っているな

無意識に笑顔（えがお）をまねている

ミラーニューロンは共感の源とも呼ばれる。「笑顔（えがお）を見るとついつられる」「あくびがうつる」なども、ミラーニューロンのはたらきによると考えられている。

脳は同じことをする人を好きになりやすい

　ミラーニューロンの研究が進むなかで、まねをすること、つまり相手と同じ行動をすることが、共感を生んだり、おたがいの理解を深めたりすることがわかってきた。

　もし、好きな人がいるなら、その人のまねをしてみよう。歩くペースを合わせる、行動パターンをまねてみる。ちょっとしたことの積み重ねが、親近感や共感を育てるはずだ。

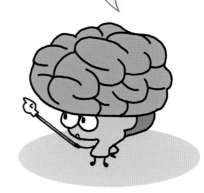

においなど五感の情報は本能に伝わりやすい。好ききらいを決める扁桃体にNGを出されないよう、身だしなみにも気を配ろう！

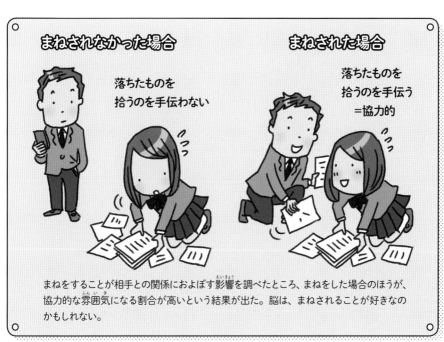

まねされなかった場合

落ちたものを拾うのを手伝わない

まねされた場合

落ちたものを拾うのを手伝う＝協力的

まねをすることが相手との関係におよぼす影響を調べたところ、まねをした場合のほうが、協力的な雰囲気になる割合が高いという結果が出た。脳は、まねされることが好きなのかもしれない。

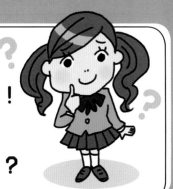

Q みんなの前で
はずかしい思いをした！
この記憶、
なんとかして消せない？

A 強い感情をともなう記憶は、長く残る

「好きこそものの上手なれ」というように、好きなことはよく身につくし、記憶に残りやすい。一方で、いやなこと、こわい思いをしたことも強く記憶に刻まれる。これは、恐怖や危険を感じた状況を覚えておくためのしくみが脳に備わっているからだ。

危険な状況におちいると、脳ではまず、大脳辺縁系にある扁桃体が反応し、恐怖を感じる。そして、危険を知らせる情報が脳全体に伝えられ、それに対処する行動をとるよう、全身に指令が出される。

情報は、記憶をつかさどる海馬にも届く。恐怖という強い感情と同時にもたらされた記憶は、より強く残るようになっているのだ。

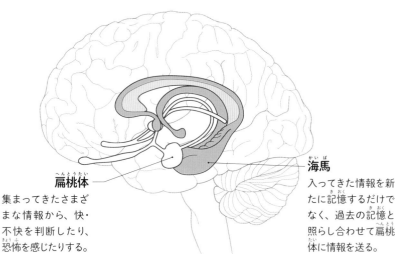

扁桃体
集まってきたさまざまな情報から、快・不快を判断したり、恐怖を感じたりする。

海馬
入ってきた情報を新たに記憶するだけでなく、過去の記憶と照らし合わせて扁桃体に情報を送る。

生きるためには
忘れずにいることも大切

　強い感情ほど記憶に残りやすいのは、それが命を守るために必要な記憶だから。恐怖を感じるような危険な状況をしっかりと覚えておけば、次からはそれを防いだりさけたりできるようになる。

　こわいという感情は、脳にとって不快なものだが、あえて残しておくことで、次の災難を防ぐ。忘れてしまいたいような記憶でも、脳があえて残しているのは、同じような状況を二度とくり返さないようにするためなのだ。

扁桃体

こわいっ！
あぶない！

しっかり覚えて！

海馬
この記憶をしっかり残しておくために、記憶力を強化するようはたらく。

大脳皮質
● 「こわい！」「はずかしい！」などの強い感情が生まれる。
● 危険に対処する行動をとるよう、全身に指令を送る。

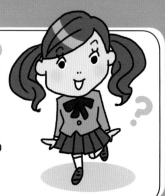

Q 泣き虫な自分を
変えたい！
涙はどうして出るの？

Ⓐ 涙は脳がバランスをとっているサイン

悲しいことがあると、脳には強いストレスがかかる。すると、体の中では**交感神経**がはたらき、体は強い緊張状態になってしまう。

緊張状態が続くと、体も脳もつかれてしまうが、睡眠などで体をリラックスさせるには時間がかかる。そこで、前頭連合野が強制的に**副交感神経**をはたらかせ、体と心をリラックスさせようとする。

このときに、副交感神経のネットワーク内にある**涙腺**（涙を出す器官）が刺激され、涙がどっと出ると考えられている。涙は、脳が悲しみを手放し、ストレスをやわらげようとしているサインなのだ。

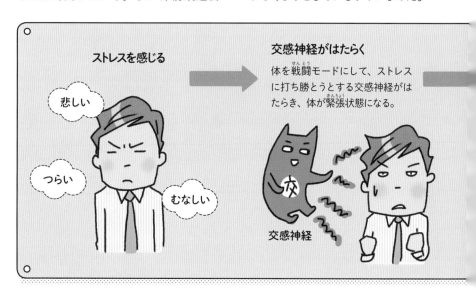

ストレスを感じる

悲しい

つらい

むなしい

交感神経がはたらく
体を戦闘モードにして、ストレスに打ち勝とうとする交感神経がはたらき、体が緊張状態になる。

交感神経

もらい泣きやうそ泣きに すっきり効果はない

自分は悲しくないのに、泣いている人を見てつい涙が出てしまうことはよくある。「もらい泣き」といわれる現象だ。

もらい泣きは、相手の行動を自分のことのようにとらえるミラーニューロン（50ページ）による反応と考えられる。悲しいドラマや映画を見たり、小説を読んだりして涙が出るのも同じ。こうしたもらい泣きは、ストレス解消とはあまり関係がない。

また、悲しくもないのにわざと涙を出す「うそ泣き」は、無理やり泣くように脳ががんばるため、かえって脳にストレスがかかると考えられる。

涙を流すことによるリラックス効果は、自然な涙でしか得られないのだ。

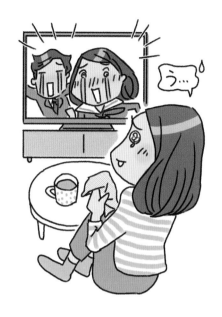

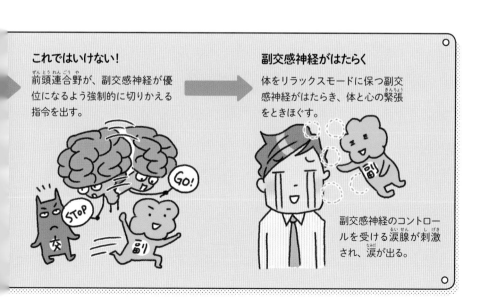

これではいけない！
前頭連合野が、副交感神経が優位になるよう強制的に切りかえる指令を出す。

副交感神経がはたらく
体をリラックスモードに保つ副交感神経がはたらき、体と心の緊張をときほぐす。

副交感神経のコントロールを受ける涙腺が刺激され、涙が出る。

Q エッチな夢を見て後ろめたい…。夢ってコントロールできないの？

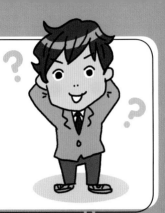

Ⓐ 夢には論理や理性がはたらきづらい

　寝ている間、脳では長期保存する記憶を選別するための「記憶の再現ショー」が上映されている（34ページ）。この再現ショーが夢だと考えられている。

　夢を見ている間は、論理や理性をつかさどる前頭連合野が休んでいるため、夢は突拍子もないストーリーになりがちなのだ。

　また、夢はレム睡眠中に見ることが多いが、レム睡眠は大脳辺縁系がつかさどっているため、性欲などの本能や、感情の影響を受けやすい。特に性ホルモンの分泌の増える10代の脳にとって、エッチな夢を見るのは、当然のこと。後ろめたさを感じたり、自分を責めたりする必要は全くない。

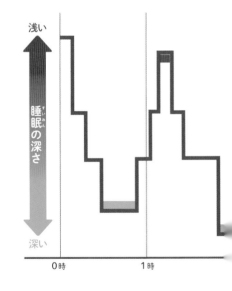

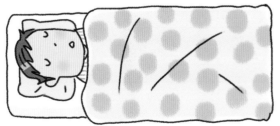

レム睡眠

睡眠にはレム睡眠とノンレム睡眠の2種類があり、睡眠中はレム睡眠とノンレム睡眠が交互に現れる。このうち、夢や記憶の整理にかかわるのはレム睡眠。レム睡眠中は、体はリラックスしているが、脳波を調べると、脳が起きているときに発せられるα波や、記憶の整理にかかわるθ波などが出ており、脳が活発にはたらいていることがうかがえる。

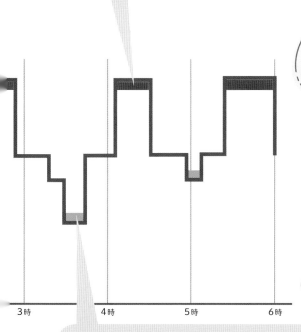

3時　　　　4時　　　　5時　　　　6時

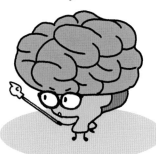

夢には寝る直前の記憶が
登場しやすいよ。
寝る前に好きな人の写真を
目に焼きつけておくと、
夢に出てきてくれるかも！

ノンレム睡眠

ノンレム睡眠中は、α波やθ波などは出ておらず、脳は休息状態と考えられている。レム睡眠でも夢は見るものの、覚えていることは少なく、内容もストーリーの整ったものが多い。

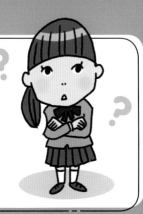

Q 最近、不安になったり
イライラしたりしやすい。
これって脳のせいなの？

Ⓐ イライラを感じやすい思春期の脳

ささいなことでイライラしたり、不安になったり。こうした気持ちが起こるのも、脳のはたらきだ。脳は、入ってきた情報を過去の記憶と照らし合わせて、一瞬のうちに「これはストレスになる」などと判断している。ストレスを感じるかどうかは、脳が決めているのだ。

また、思春期ならではのイライラもある。思春期には、理性をつかさどる前頭連合野よりも、感情をつかさどる扁桃体など大脳辺縁系のはたらきが強く出るため、気持ちが不安定になりやすいのだ。

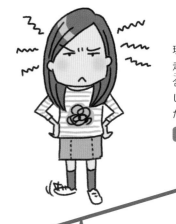

理性

理性をつかさどり、感情の暴走にブレーキをかける前頭連合野のネットワークがまだ完成していないため、イライラをなだめる力が弱い。

感情・情動

中学生のころは、大脳のなかでも、強い感情をつかさどる扁桃体をふくむ大脳辺縁系のはたらきが強い時期なので、イライラしやすい。

体のストレスにも 脳がはたらく

ストレスは、心だけではなく体にもかかる。暑さや寒さといった気温、気圧の変化などだ。

私たちの脳は、無意識のうちに、外からのストレスから体を守り、常に同じ状態を保つためのはたらきをになっている。

その中心となるのが脳下垂体（のうかすいたい）という部位だ。脳下垂体（のうかすいたい）は、さまざまなホルモンを分泌（ぶんぴつ）して、体の状態を細かく調整している。

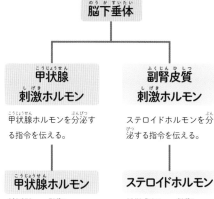

脳下垂体（のうかすいたい）

甲状腺（こうじょうせん）刺激（しげき）ホルモン
甲状腺（こうじょうせん）ホルモンを分泌（ぶんぴつ）する指令を伝える。

甲状腺（こうじょうせん）ホルモン
甲状腺（こうじょうせん）から分泌（ぶんぴつ）され、体を活発にするアクセルとしてはたらく。

副腎皮質（ふくじんひしつ）刺激（しげき）ホルモン
ステロイドホルモンを分泌（ぶんぴつ）する指令を伝える。

ステロイドホルモン
副腎皮質（ふくじんひしつ）から分泌（ぶんぴつ）され、体を守るブレーキのような役割を果たす。

睡眠不足（すいみん）も イライラの原因に

体がつかれていると思うように動けないのと同じで、脳がつかれていると、感情のコントロールがうまくいかないため、睡眠不足の脳は、ちょっとしたことでもイライラしやすい。これを実感している人は多いのではないだろうか。

中学生を対象にしたアンケートでも、寝（ね）る時間が遅（おそ）いほど、なんでもないのにイライラする割合が高くなっている。睡眠（すいみん）不足は美容だけでなく、脳にも大敵なのだ。

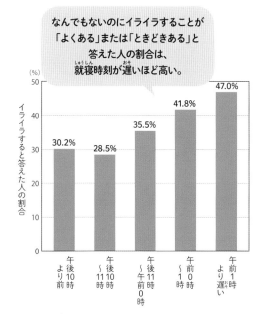

なんでもないのにイライラすることが「よくある」または「ときどきある」と答えた人の割合は、就寝時刻（しゅうしん）が遅（おそ）いほど高い。

(%)

イライラすると答えた人の割合

30.2%　28.5%　35.5%　41.8%　47.0%

午後10時より前／午後10時〜午後11時／午後11時〜午前0時／午前0時〜1時／午前1時より遅い

■就寝時刻（しゅうしん）とイライラの関係

（文部科学省「睡眠を中心とした生活習慣と子供の自立等との関係性に関する調査」より作成）

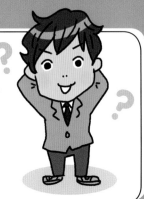

Q 数学や理科が得意なのは男子のほうが多いような気がする。脳は男女でちがうの？

Ⓐ 形などはちがうが、機能の差はない

　男性は、お母さんのおなかの中にいるときに男性ホルモンの影響を強く受ける。そのため、男性の脳と女性の脳には、大きさや構造にいくつかのちがいがあるものの、大人の脳では、その能力に大きな差はない。

　ところが、発展途上の10代の脳では、発達のスピードにかなりの男女差がある。例えば、言葉の力は、女の子のほうが1〜1年半ほども早く発達するというデータもあるのだ。

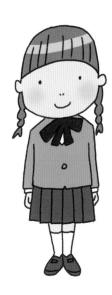

10代によく見られるちがい

● 左右の脳をつなぐ部位が女性のほうが大きく、また、大人にくらべて男女差が大きい。
● 女性のほうが、扁桃体が早く成熟し、その差は1年以上にもなる。
● 女性のほうが、海馬が早く成熟する。
● 海馬の形は男女で異なる（女性は左右対称に、男性は左右非対称に発達する）。

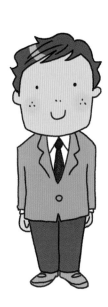

ちがいはあっても見えない

成熟した脳では、男女の機能差はほとんどない。ところが、脳がどのように活動しているかを調べてみると、脳の使い方には男女で差があることがわかっている。

例えば、言葉を話すとき。女性は左右の脳をつなぐ部位が大きいためか、左右の脳で情報をやりとりするが、男性は、左右どちらかの脳の中で情報を処理することが多い。同じように行動していても、男性と女性では、脳の異なるところを使っているのである。

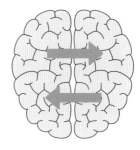

男性の脳
左脳、右脳、それぞれの中で情報をやりとりすることが多く、左右の脳で情報が行き来する割合が少ない。

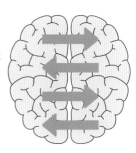

女性の脳
左脳、右脳をまたがって情報をやりとりする量が多い。

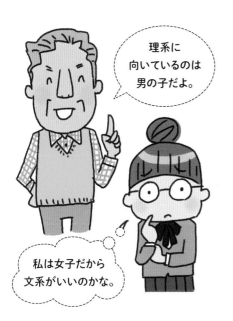

理系に向いているのは男の子だよ。

私は女子だから文系がいいのかな。

文系・理系の差は男女差ではなく思いこみ？

男性のほうが理系に向いていると思っている人は多い。ところが、ある研究では、周囲の大人から「男性のほうが理系に向いている」と言われて育った女の子は、中学や高校で数学をさけるようになることが明らかになっている。理系の分野に男性が多い理由は、男女の脳のちがいではなく、思いこみが女性を理系から遠ざけていることなのかもしれない。

脳の特徴（とくちょう）に男女差があることは確かだが、機能のちがいを正確に知ることはまだまだ難しい。

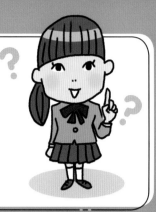

Q やる気のもとになる
ドパミン。
必要なときに、
自分で出せないの？

Ⓐ 脳が精密にコントロールしている

　神経細胞（さいぼう）のネットワークを支えている
のが、**神経伝達物質**だ。リラックスをつか
さどる**セロトニン**や、やる気のもとになる
ドパミンも神経伝達物質の仲間だ。

　神経伝達物質は、その名の通り、神経
細胞（さいぼう）同士のすきま（シナプス・18ページ）
で情報を伝達する物質のこと。種類に

よって伝える情報が決まっていて、情報の
中身や強さによって、神経伝達物質の種
類や量は細かくコントロールされている。

　神経伝達物質には、GABA（ギャバ）やグルタ
ミン酸など、食べ物にふくまれるものもあ
るけれど、残念ながら、食べても直接脳
に届くわけではない。

■ 代表的な神経伝達物質

ドパミン
快楽や意欲などをつかさどる神
経伝達物質。報酬系（ほうしゅうけい）（33ペー
ジ）において中心的な役割を果
たす。

ノルアドレナリン
ストレスを感じたときに活性化
され、交感神経の活動を高め
る。注意や不安といった情報の
記憶（きおく）、学習にも関係する。

セロトニン
ドパミンやノルアドレナリンの
はたらきを調節し、精神を安定
させる。感情や食欲のコント
ロールにもかかわる。

グルタミン酸
うま味成分としても知られるア
ミノ酸の一種で、記憶（きおく）や学習に
重要な役割を果たす。最もよく
使われる神経伝達物質の一つ。

GABA（ギャバ）
興奮をしずめたり、リラックス
をもたらしたりするはたらきを
もつ神経伝達物質。グルタミン
酸からつくられる。

■神経伝達物質の受けわたし

①神経細胞の
　出口に引き寄せられる

神経細胞には、神経伝達物質がたくわえられており、伝える情報に合った神経伝達物質がシナプスに引き寄せられる。

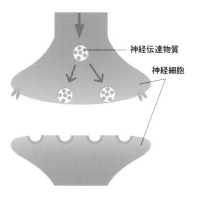

神経伝達物質
神経細胞

②シナプス間隙に放出される

神経伝達物質が前の神経細胞の末端から出て、次の神経細胞とのすきまであるシナプス間隙に放出される。

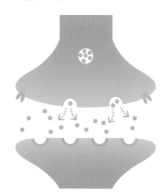

③次の神経細胞の
　受けとり口にくっつく

神経細胞の表面には、神経伝達物質の受けとり口があり、そこに神経伝達物質がくっつくと、情報が次の細胞に伝えられる。

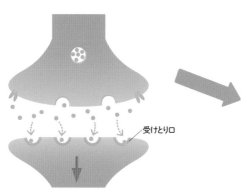

受けとり口

④前の神経細胞の
　再とりこみ口に回収される

次の神経細胞にくっつかずに余った神経伝達物質は、前の神経細胞にある再とりこみ口から回収される。

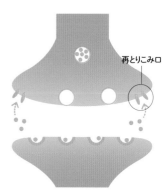

再とりこみ口

危険ドラッグはなぜ危険？

神経伝達物質が使われすぎて、神経細胞が過剰に興奮。
やめられなくなって、脳に深刻なダメージが…

　大麻やコカイン、合成麻薬、覚醒剤などのドラッグを興味本位で使う若者が増えています。これらの薬物がどうして危険なのか、みなさんは知っていますか。

　ドラッグと神経伝達物質には、深い関係があります。神経伝達物質には、神経細胞と神経細胞との間で情報を伝えるという大切な役割があります。しかし、神経伝達物質が使われすぎると、神経細胞が過剰に興奮してしまうため、シナプスに残った分はすぐに再とりこみ口から回収されるようにできています（63ページ）。

　ところが、ドラッグは、この再とりこみ口をふさいでしまうと考えられています。シナプスにある神経伝達物質が、すべて次の神経細胞にくっついてしま

うと、情報が強く伝わりすぎて、神経細胞は興奮しすぎてしまいます。

　例えば、快感をつかさどるドパミンが回収されないまますべて次の神経細胞にくっついてしまった場合、脳は一時的に激しい興奮状態になり、強い快感が全身をかけめぐることになります。この感覚を忘れられず、くり返しドラッグを使うようになってしまいます。これが「薬物依存症」です。

　薬物依存症になり、ドラッグを使い続ければ、強い興奮にさらされた神経細胞はどんどん傷つき、脳が深刻なダメージを受けます。

　ドラッグは「百害あって一利なし」どころか、千害も万害もあるのです。この情報はぜひ、長期記憶としてだいじに脳に保存してください。

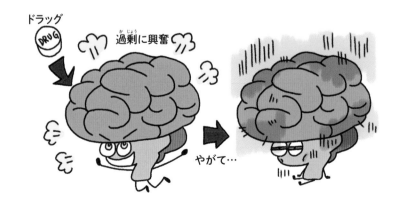

ドラッグ　DRUG　過剰に興奮　やがて…

PART
4

脳と生命

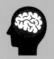

心臓の拍動や呼吸など、生命を維持するための活動も、

脳のはたらきによって保たれている。

脳という器官を通して、命について考えてみよう。

PART 4

4

脳と生命

かけがえのない
脳と命を大切に！

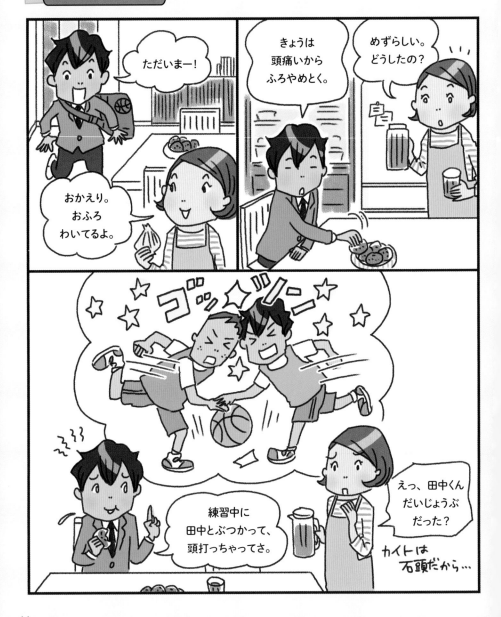

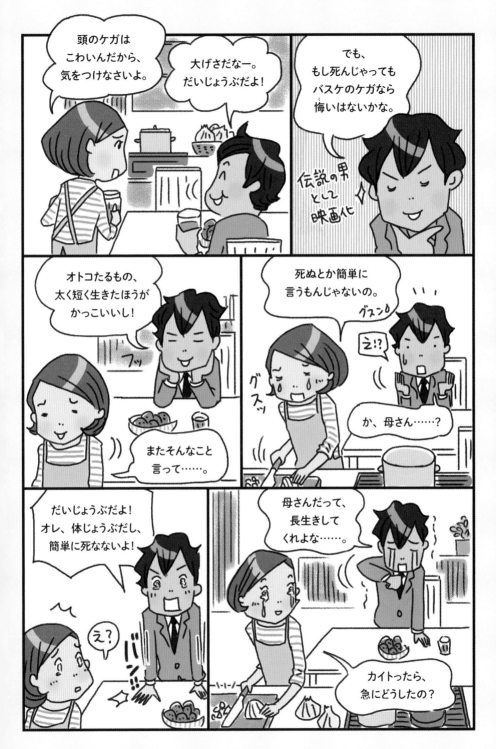

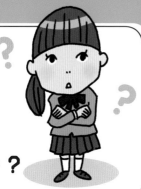

Q うちのパパは、
脳死状態になったら
臓器提供するんだって。
「脳死」ってどんな状態なの？

Ⓐ 脳の機能が全部失われた状態が脳死

人の死亡を判断する基準は、長い間、**心停止**（心臓が止まること）とされていた。

しかし、近年、人工呼吸器の登場など医療の発達によって、心臓は動いているものの、脳のすべての機能が回復不可能と判断されるケースが出てきた。これが**脳死**と呼ばれる状態だ。

脳死状態では、人工呼吸器をつけていても、数日後には心停止する場合が多い。しかし、それまでは呼吸があり、心臓も動いていて、体は温かいままだ。

脳死を人の死と認めるべきかどうかの論争が続くなか、日本では1997年に「臓器の移植に関する法律」（臓器移植法）が成立。臓器移植のために脳死判定を行った場合にのみ、脳死を人の死と認めることになった。

これによって、心臓など、心停止後では移植できない臓器の移植が可能になったのだ。

■ **脳死と判定されるまで**

脳死とされうる状態と判断

法的脳死判定を行った場合、脳死とされる可能性がある状態であると担当医が判断。

脳死下での臓器提供を家族が承諾

本人による事前の意思表示なども確認し、家族が脳死下での臓器提供の意思を示す。

法的脳死判定

脳死判定に関して豊富な経験をもつ判定医が2人以上で行う。時間をあけて2回実施。

脳死と判定されれば、死亡宣告

植物状態は脳の機能が一部だけ失われた状態

　脳死とは、大脳や脳幹、小脳など、脳のすべての機能が失われ、回復不可能になった状態だ。

　一方、脳死とよく混同される**植物状態**では、脳幹や小脳が機能を保っている。そのため、動いたりコミュニケーションをとったりすることはできないものの、自力で呼吸ができる。また、植物状態のなかには、大脳も機能を保っているが、脳幹とのつながりがうまくいかないために意識不明とみなされているケースもあり、まれに回復することもあるのだ。

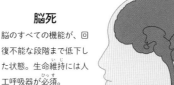
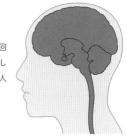

脳死
脳のすべての機能が、回復不能な段階まで低下した状態。生命維持には人工呼吸器が必須。

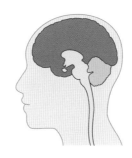

植物状態
大脳のはたらきの一部または全部がそこなわれた状態。脳幹や小脳が機能しているため、自発呼吸がある。

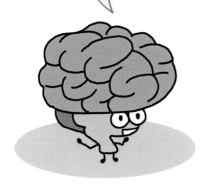

人間の臓器の提供や移植は、使わなくなったモノをリサイクルするように簡単にできることではないんだ。

よく考えよう！脳死のこと

　現在の臓器移植法では、本人が生前に明確に拒否していなければ、家族の同意のみでも臓器提供は可能だ。

　しかし、脳死を死と認めるかどうかは、個人の感じ方、考え方によって異なる。また、脳についてはまだ未知の部分も多い。脳死と判定されたとき、本当に何も感じないのかどうかは、だれにも確実にはわからないのだ。

　脳死後か心停止後かにかかわらず、臓器提供する意思を示せるのは15歳から。提供しない意思は15歳未満でも示せる。命とは何か、死とは何かを深く考え、家族ともよく話し合ってみよう。

Q 脳の病気って、なんだかこわそう。命にかかわる病気も多いの？

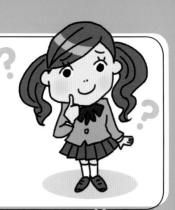

Ⓐ 脳の血管の病気は、死亡原因第4位！

命にかかわる脳の病気で、急に発症（はっしょう）するものは、ほとんどが脳の血管に関するものだ。それらをまとめて、**脳血管障害**という。以前は、「**脳卒中**（のうそっちゅう）」とも呼ばれていた病気だ。

脳血管障害は、がん、心臓病、老衰（ろうすい）に次いで、日本人の死亡原因の第4位。特に脳梗塞（のうこうそく）が多い。

病気の種類がちがっても、脳が損傷した部位が近いと、同じような症状（しょうじょう）が出ることがある。

■脳血管障害によく見られる症状（しょうじょう）

半身まひ
体の片側がまひしたり、しびれたりする。片目が見えなくなることも。

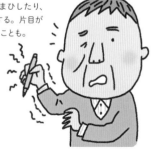

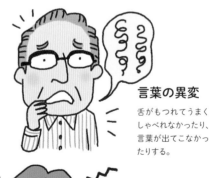

言葉の異変
舌がもつれてうまくしゃべれなかったり、言葉が出てこなかったりする。

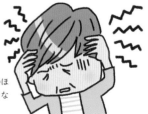

痛みや嘔吐（おうと）
激しい頭痛や吐き気（はき け）のほか、めまいやふらつきなども起こりやすい。

脳血管障害

脳梗塞
のうこうそく

　血栓という血のかたまりで脳
けっせん
内の血管がつまったり、血管
内がせまくなったりすることで、
急に血流が悪くなり、脳の神経
細胞が死んでしまう病気。
さいぼう

　片目が見えなくなる、めまい、
舌がもつれるといった前ぶれが
見られることが多い。

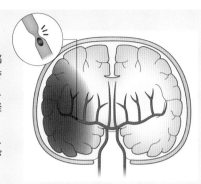

脳内出血

　高血圧などが原因で、脳内の
血管が破れ、脳の内側に出血し
てしまう病気。

　たいていの場合、前ぶれはな
く、いきなり発症する。頭痛、
はっしょう
吐き気、嘔吐などを起こして、
は　け　　おうと
体の片側がまひするなどの症状
しょうじょう
が出る。

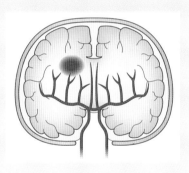

くも膜下出血
まくか

　脳をおおう「くも膜」という
まく
膜の内側に出血が広がる病気。
まく
脳表面の太い動脈（脳動脈）に
できたこぶの破裂がおもな原因。
はれつ

　前ぶれはほとんどなく、突
とつ
然、頭をなぐられたような激し
ぜん
い頭痛におそわれ、嘔吐、意識
おうと
障害などが起こる。

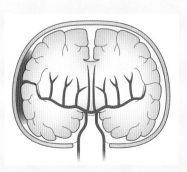

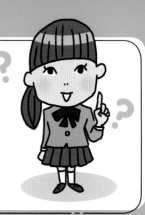

Q 頭痛って、脳が痛いの？ 危ない病気の サインだったりしない？

Ⓐ 頭痛の90%は筋肉と血管が原因

頭痛はよく見られる症状だが、頭には大切な脳がある。頭痛と脳の関係が心配になるのも無理はない。しかし、じつは脳自体は痛みを起こさない。脳には痛みを感じる神経がないからだ。

頭痛の大部分は、脳そのものではなく、筋肉や血管が原因の「こわくない頭痛」だ。

ちなみに、かぜをひいたときに起こる頭痛の原因については、さまざまな説があるが、これも血管が原因ではないかと考えられる。

めったに起こらないとはいえ、なかには深刻な脳の病気が原因となって起こる「こわい頭痛」もある。万が一に備えて、その特徴も知っておこう。

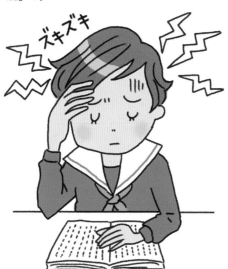

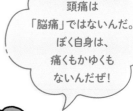

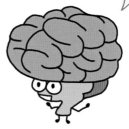

頭痛は
「脳痛」ではないんだ。
ぼく自身は、
痛くもかゆくも
ないんだぜ！

「こわくない頭痛」の代表は、

筋緊張性頭痛と片頭痛

　肩から首、頭の筋肉がこってかたくなるために、しめつけるように頭が痛むのは、**筋緊張性頭痛**だ。頭痛の70〜80％がこのタイプともいわれている。勉強やゲームなどで長い時間、前かがみの姿勢を続ける人に起こりやすい。

　女性によく見られる**片頭痛**は、頭の皮膚にある血管や、脳の表面をおおう血管に炎症が起こり、血管が拡張するために起こる。脈に合わせて「ズキン、ズキン」と痛むのが特徴で、目の前がチカチカする発作をともなう場合もある。

筋緊張性頭痛をやわらげる方法

体を動かしてこりをほぐす
首や肩を回すストレッチや、プールでの背泳ぎなどが効果的。

同じ姿勢を続けない
1時間に10〜15分程度の休憩を入れ、背のびをするとよい。

ぬるめのおふろに入る
シャワーだけで済ませずに、ゆっくりと入浴してリラックスしよう。

危険な頭痛の見分け方

□ **激しい頭痛が突然起こる**
　経験したことのないような激しい頭痛は、くも膜下出血かも。

□ **強い頭痛で発熱をともなう**
　かぜの場合もあるが、脳をおおう髄膜の炎症の可能性も。

□ **手足のまひ、めまいなどがある**
　頭痛の程度が軽くても、脳腫瘍や脳血管障害の疑いが。

□ **頭が痛くて目が覚める**
　早朝から朝方にかけて強く痛む場合、脳腫瘍の可能性もある。

「こわい頭痛」の原因は

脳血管障害や脳腫瘍

　命にかかわることもある**脳血管障害**（70〜71ページ）のサインとして、頭痛が起こることもある。特に、**くも膜下出血**にともなう頭痛は、ショック死する人もいるほどの激痛だ。

　また、**脳腫瘍**（脳にできるできもの）が原因の頭痛もある。この頭痛は、朝、起きたときに発生しやすい。睡眠状態から、活動に向けて脳が準備するために、一時的に血流が増えて、脳を包む硬膜という膜が張ることが原因と考えられている。

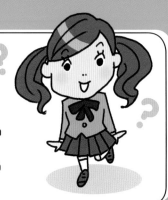

Q 中学生くらいの
若いときでも、
脳の病気になるの？
どんな病気が多い？

Ⓐ 多いのは、統合失調症や頭のケガ

　若者がかかりやすい脳の病気としては、**統合失調症**があげられる。この病気は、少し前までは精神分裂病と呼ばれていたが、誤解を招きやすいので病名が改められた。およそ100人にひとりの割合で発症し、発症年齢は15歳から30歳が8割をしめる。

　また、スポーツなどで頭を強く打った際には、**硬膜下血腫**や**脳しんとう**などを発症することがある。

■統合失調症によく見られる症状

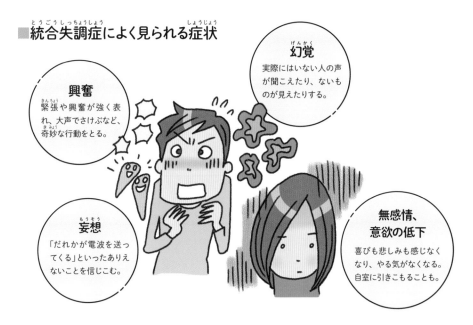

幻覚
実際にはいない人の声が聞こえたり、ないものが見えたりする。

興奮
緊張や興奮が強く表れ、大声でさけぶなど、奇妙な行動をとる。

妄想
「だれかが電波を送ってくる」といったありえないことを信じこむ。

無感情、意欲の低下
喜びも悲しみも感じなくなり、やる気がなくなる。自室に引きこもることも。

統合失調症やうつ病には脳内物質が関与？

　心の病気である統合失調症とうつ病は、**はっきりした原因がわかっていない**が、いくつかの仮説がある。

　統合失調症の患者さんは、脳内の神経伝達物質であるドパミンが極端に増えたり減ったりしていることが確認されており、これらが原因だという説が有力だ。また、うつ病も、セロトニンなどの脳内の神経伝達物質が減少することで引き起こされるといわれている。

　ただし、これらの説はまだ証明されておらず、また、なぜ神経伝達物質の量が増減するのかは解明されていない。

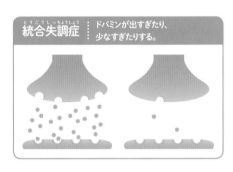

健康な人：適度にドパミンが出る。

ドパミン

神経伝達物質の受けとり口

統合失調症：ドパミンが出すぎたり、少なすぎたりする。

脳しんとう

　頭部への衝撃などによって起こる脳の一時的な障害。意識がもうろうとしたり、記憶障害やけいれんなどの症状が現れたりする。重症の場合は意識を失うこともあるが、通常は短期間で回復する。

硬膜下血腫

　頭部の打撲などが原因で、脳をおおう硬膜という膜の内側に出血が起こり、その血がかたまりとなって、脳を圧迫することで起こる病気。頭痛や嘔吐、意識障害などの症状が起こる。

「この程度」と油断できない頭のケガ

　スポーツや交通事故などで頭を打ったときに、「それほど強く打っていない」「直後は問題なかった」といった理由で放置しておくのは危険だ。

　一度目が単なる脳しんとうだったとしても、症状が残っているうちに再度衝撃を受けると、**硬膜下血腫**などを発症するおそれがある。こうなると死亡率がはね上がり、後遺症も残りやすくなるのだ。

　これを「**セカンドインパクト症候群**」という。ラグビーや柔道、ボクシングなどをする人は特に注意しよう。

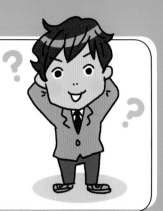

Q 友だちが
「てんかん」っていう
病気なんだって。
どんな病気なの？

Ⓐ 電気信号の異常で脳が過剰に興奮

　神経細胞は、情報を伝達するときに、ごく弱い電気信号を発している。神経細胞がたくさん集まっている脳で、この電気信号に異常が起こり、脳が過剰に興奮して発作を起こす病気が**てんかん**だ。特定の発作を何度もくり返すのが特徴とされている。100人に1人が発病するといわれる身近な病気だ。

　てんかんというと、意識を失ってけいれんする病気というイメージがあるが、必ずしもけいれんを起こすとは限らない。
　意識を失うような大きな発作は、過剰な興奮が脳の広い範囲におよんだ場合に起こるものだ。興奮が脳の一部で起こる**部分発作**では、脳のどの部位がどの程度興奮するかによって、現れる症状はさまざま。意識がある場合も多い。

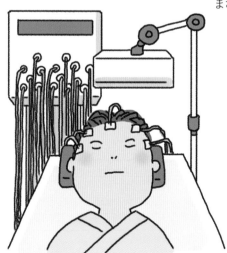

　てんかんについて調べるときは、**脳波検査**を行う。頭に電極をはり、脳から出る弱い電気をキャッチして、波形に表す検査だ。
　てんかんの発作中は、異常な波形が現れるため、てんかんであるかどうかを診断するためには、24時間脳波を調べることもある。

てんかんの部分発作のいろいろな症状

ぼんやりする:子どもに多い発作で、10秒くらい意識がなくなる。目がうつろになってぼんやりするが、体の力がぬけることはないので、気づかれにくい。

変なにおいや味を感じる:味覚や嗅覚をつかさどる部位に異常が起こると、何もないところで突然、においを感じたり、口の中に変な味が広がったりする。

突然、なつかしい気持ちがわき上がる:海馬のそばで発作が起こると、保存されている記憶が刺激されるので、不意になつかしい気持ちを感じる。

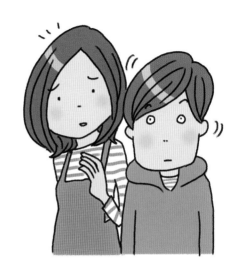

■てんかんの種類

	特発性 （脳に損傷がない）	症候性 （脳に損傷がある）
部分	特発性 部分てんかん 子どもに多く、成人前に治ることが多い。	症候性 部分てんかん 大人に多い。高齢者が発症することも。
全般	特発性 全般てんかん 子どもから若者に多い。	症候性 全般てんかん 赤ちゃんのころに発症することが多く、治りにくい。

分類できないものは「分類不能てんかん」という。

多くのてんかん発作は薬でコントロール可能

　てんかんのある人のうち、70〜80％は、治療によって発作をコントロールすることができる。患者さんの症状に合わせた**抗てんかん薬**を用いるのが一般的な治療法だ。毎日服薬することで、状態は安定し、何年間も発作を起こさずにいられる人も多い。やがて、薬なしでも発作が起こらなくなる場合もある。

　疲労や緊張、光の刺激などにより発作を起こしやすいタイプもあるので、生活上の注意は必要だが、薬でしっかりコントロールすれば、基本的にはふつうの生活を送ることができる。

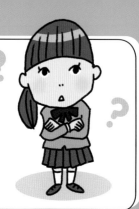

Q おばあちゃんが認知症になってしまって、私のこともわからない。治す方法はあるの？

Ⓐ 治療法の研究は今も進められている

認知症とは、さまざまな原因によって脳に障害が現れ、いちど正常に発達した記憶、学習、判断などのさまざまな精神機能が、おとろえたり消失したりする病気だ。残念ながら、治す方法はまだ見つかっていない。

しかし、認知症の種類によっては、早期に発見すれば、薬によって進行を遅らせることができるようになっている。

また、薬以外でも、認知症の進行を遅らせる効果があるとされる方法はいくつかわかってきている。

■認知症の家族のためにできること

できることは自分でやってもらう

自分でできることは自分でやってもらおう。活動することが脳によい刺激を与える。

尊重し、否定しない

まちがったことを言ったときも否定せずに聞く。プライドを傷つけるような言動もさけよう。

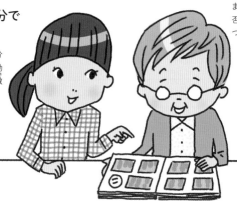

思い出話を聞く

思い出話をすることで、記憶が呼び起こされることがある。昔のアルバムを利用するのもよい。

単なるもの忘れと認知症のちがい

高齢になるにつれて、老化現象の一つとして、もの忘れが多くなる。しかし、**認知症は、もの忘れとは全く異なる**ものだ。

体験したことの一部や細かい内容を思い出せなかったり、人からヒントをもらえば思い出したりできるのは、もの忘れ。有名人や知人の名前が思い出せないといった、いわゆる「ど忘れ」も、もの忘れの一種だ。

一方、認知症によって何かを忘れることは、**記憶障害**であり、体験したこと自体を忘れている。そして、本人の自覚がないままに、病気が進行していくのだ。

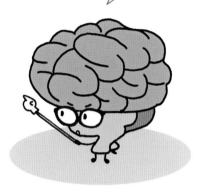

昨日食べたものを忘れてしまうのはもの忘れ。食べたかどうかを思い出せないのは認知症だ。

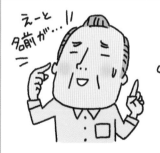

もの忘れ・ど忘れ

最近会った

えーと名前が…

体験したこと自体は覚えている。会った人の名前が思い出せない場合でも、その人と会ったという事実は覚えている。

ヒントをもらったり、教えられたりすれば思い出せる。

認知症

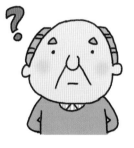

体験したこと自体を忘れている。名前だけでなく、その人と会った事実そのものを覚えていない。その人との関係や、過去に会ったことがあるかどうかさえ忘れてしまうこともある。

依存症は脳の病気

若者に増えている「ゲーム依存症」に注意！
前頭連合野の発達に深刻な影響をおよぼすおそれも…

依存症とは、よくないと思いながらも、どうしてもやめられない状態のこと。お酒を飲まずにはいられない「アルコール依存症」、競馬やパチンコなどのギャンブルにのめりこむ「ギャンブル依存症」、「薬物依存症」（64ページ）などがあります。

このように聞くと、依存症は大人の問題だと思うかもしれませんが、中学生にも依存症の危険があります。それが「ゲーム依存症」。文字通り、オンラインゲームなどがやめられなくなる状態で、いま、若者に急増しています。世界保健機関（WHO）が病気として規定するなど、世界的な問題になっているのです。

依存症になるのは、意志が弱いせいだと思われがちですが、依存症は、気持ちの問題ではなく、脳の病気です。ゲーム依存症の患者さんでは、理性をつかさどる前頭連合野のはたらきが低下し、本能をつかさどる大脳辺縁系のはたらきが強くなります。そのため、「やめなければ」というコントロールがきかず、「楽しい」「やりたい」という気持ちが強く出すぎて、日常生活がうまくいかなくなるのです。

また、10代の脳の前頭連合野は発達途上。ゲーム依存症におちいることで、その後の発達に深刻な影響をおよぼすおそれもあります。

ゲーム依存症を防ぐためには、インターネットやゲームについて家族でルールを話し合い、一日何時間までと決める、ゲーム以外の楽しみを増やすなどのくふうをするのがよいでしょう。

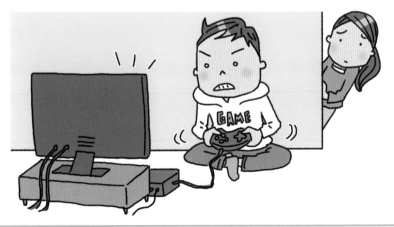

脳と未来

医学や工学は日進月歩で発展をとげている。

新たな技術によって、脳、人間、そして世界は、

はたしてどのように変わっていくのだろうか。

人間の脳は
AIに勝てるのか!?

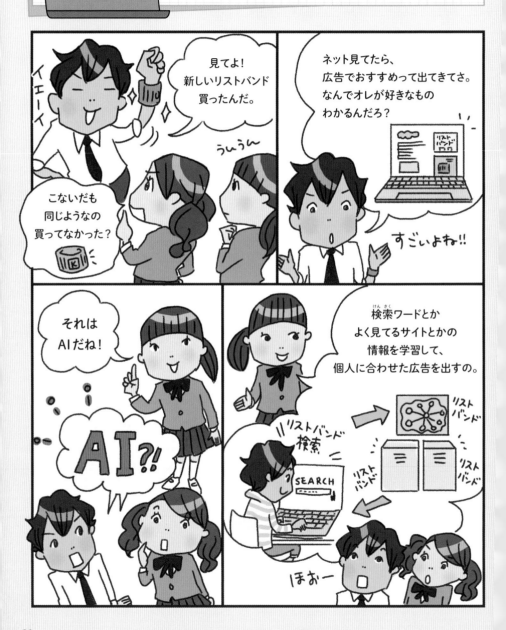

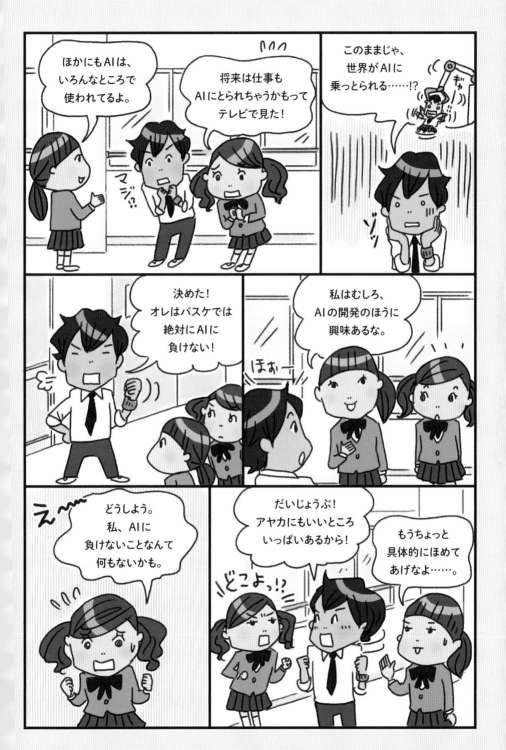

83

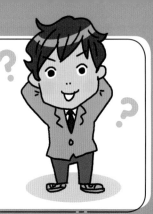

**AIってどんなもの？
人間の脳と同じことが
なんでもできちゃうの？**

Ⓐ AIは、人間の脳をまねた「機械の脳」

今までのコンピュータは、人間が命令したことだけを実行していた。一方、AI（人工知能）とは、「人間の脳のしくみを参考にして、人間が考えるのと同じような方法でコンピューター自身に学習させる」というもの。AIは、大量のデータを分析し、論理的に調べる。そしてルールやパターンを見つけ出し、それらを基準にして推測まで行うのだ。

最新のAIは、「ディープラーニング」（深層学習）や「機械学習」といって、人間が細かい指示を与えなくても、着目すべき点などを自分で見つけ、試行錯誤によって学習することができる。

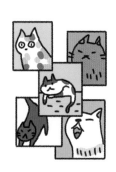

大量の
データから
特徴を学習

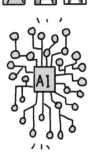

AIが
学習結果から
自分で判断

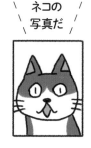

これは
ネコの
写真だ

例えば、動物の写真を見せてネコかどうかを判断させる場合、今までのコンピューターでは、ネコと判断する条件を人間が指示しておく必要があった。しかしAIは、大量のネコの写真を与えておくだけで、共通する特徴を自ら学習して判断する。

いろいろなところで
実用化されている AI

　AIが注目を集めるようになった大きなきっかけは、将棋や囲碁だ。AIに過去の対局データを与え、AI同士で対戦させることにより、今ではトップのプロ棋士のレベルに成長した。

　そうじロボットにもAIが搭載されている。購入当初は不可解なルートで動くが、部屋の構造や家具の配置などを学習したあとは、効率的な動きになる。

　また、AIを搭載した車も、すでに市販されている。現在は、カーナビや空調を操作したり、運転を補助したりする程度だが、2030年ごろには、無人の自動運転が実現するといわれている。

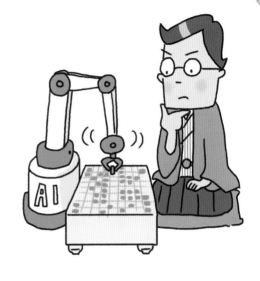

AI が苦手なのは
創造的な作業

　AIが得意なことは、たくさんのデータを分析して、その中からある一定のパターンを見つけ出し、何らかの結論を出すこと。データが豊富で、さらにゴールがはっきりしている作業ほど適している。

　逆に、苦手なことは、アート作品などをつくる創造的な作業だ。音楽、小説、絵画などを創作する研究も進められているが、容易ではない。何がゴールかが明確ではないからだ。

　データの分析はできるが、意味は理解できないので、言葉や文章、絵画などを味わい、解釈することもできない。

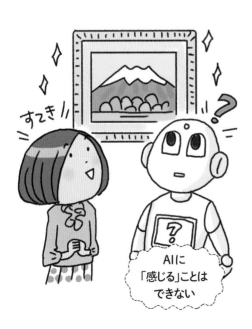

すてき

AIに
「感じる」ことは
できない

Q 人間の脳を
調べる方法には
どんなものがある？
脳の中って、見られるの？

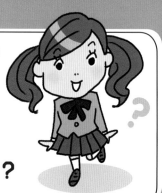

Ⓐ 脳の形やはたらきを画像で確認できる

脳を調べる方法はいくつかある。

まず、CTやMRIなどの検査機器を利用すれば、メスなどで外科的に頭を切ったりすることなく、脳の中を撮影して画像検査をすることができる。また、脳の血管だけを映して立体的に見ることもできるので、血管のつまりなどもわかる。

さらに、血流を調べることで、何かをしたときに、脳のどの部分が活性化しているかといったこともわかるのだ。

CT (Computed Tomography)

CT（コンピューター断層撮影）とは、人体の断面図を撮影する技術。装置には筒状の穴があり、その中に入った患者さんの体にX線を照射することで、輪切りにされたような体の断面図を撮影することができる。もちろん、脳の断面図も撮影可能だ。

CTは、わずかな量とはいえ被曝（放射線を浴びること）してしまうが、検査時間は5〜15分と比較的短い。

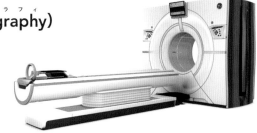

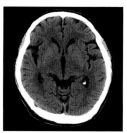

▲ 正常な脳のCT画像

MRI (Magnetic Resonance Imaging)
MRA (Magnetic Resonance Angiography)

MRI（磁気共鳴画像）はCTと同じように体の断面図を撮影する技術だ。磁気と電波を利用するため、被曝することはないが、検査時間は20〜60分と長い。

MRIの装置を利用した検査には、血管の立体的な画像を得られる**MRA（磁気共鳴血管画像）**検査もある。MRAでは、血管がつまったり細くなったりしていないか、血管の状態や血流のようすを調べることができる。脳動脈の異常の早期発見に有効だ。

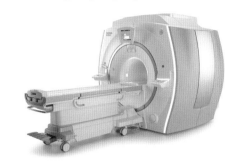

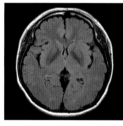
▲正常な脳のMRI画像

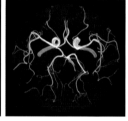
▲正常な脳のMRA画像

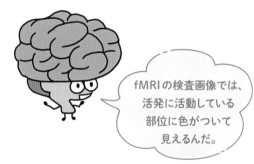

fMRIの検査画像では、活発に活動している部位に色がついて見えるんだ。

fMRI (fuctional MRI)

fMRI（機能的MRI）も、MRI装置を使って脳を調べる方法の一つ。fMRIでは、特定の活動をしたときに、脳のどの部位が使われたのかを画像化することができる。これによって、脳の活動パターンがわかるのだ。

fMRIを利用して人の考えを読みとる、**マインド・リーディング**という研究も進んでいる。考えている内容まではわからないが、どんな文字や図形を見ているかまでは、わかるようになりつつある。

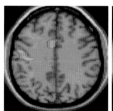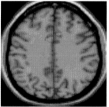

いずれもfMRI検査の画像。何枚もの断面図から、立体の脳の情報を得ることも可能だ。

（画像提供：GEヘルスケア・ジャパン株式会社）

Q 脳に関係する最新技術にはどんなものがあるの？

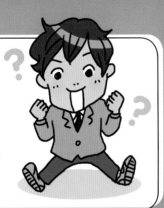

A 脳と機械を直接つなぐ技術がすごい

　注目を集めている最新技術の一つに、ブレイン・マシン・インターフェース（BMI）がある。脳の電気信号を利用して人間の脳と機械を直接つなぎ、情報をやりとりする技術だ。この技術によって、脳の電気信号を機械の操作に利用したり、機械から脳へ必要な電気信号を送って脳の機能を補助したりすることができる。

　BMIの活用方法は幅広く研究・開発されていて、なかには医療の現場ですでに実用されているものもあるのだ。

■BMIのさまざまな活用方法

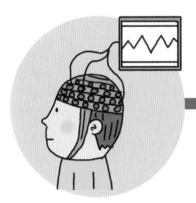

BMIの装置を頭につけ、脳と機械の間で電気信号をやりとりする。

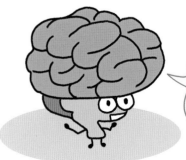

BMIは、パソコンやスマホなど機械の操作が苦手な人にも、役立つ技術かもしれないな。

コミュニケーションをとる

　使用者が頭に小型の装置をつけると、コンピュータが脳波から伝えたいことを読みとり、メッセージとして発するというシステムの開発が進んでいる。このシステムによって、手足を動かせない人や声が出せない人も、気持ちや要求を周囲の人に伝えられるようになる。

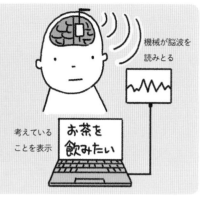

機械が脳波を読みとる

考えていることを表示

お茶を飲みたい

ものを動かす

　BMIを利用して、義手や義足、車いすといった身体機能を補助する道具を思い通りに動かすことができれば、体が不自由な人が自力で移動可能になる。

　筋力を補うロボットスーツをBMIによって操作し、介護など力が必要な仕事を楽にすることもできる。

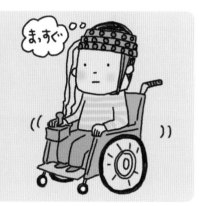

まっすぐ

脳の機能を助ける

　パーキンソン病という脳の病気の治療では、脳に電気刺激を与えることでその部位の活動をおさえ、症状をやわらげる「脳深部刺激療法」が行われている。これもBMIの一種だ。

　脳の一部の損傷で手足が動かない人のリハビリでは、BMIを利用して脳の活動と身体運動とを関連づけ、体を動かす脳の回路を回復させる方法も用いられている。

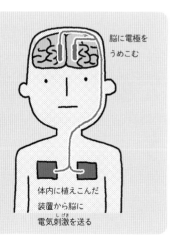

脳に電極をうめこむ

体内に植えこんだ装置から脳に電気刺激を送る

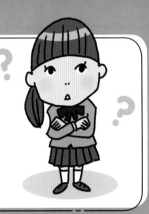

Q 最新の技術を使って、人間の脳を人工的につくることはできないの？

Ⓐ すでにミニ人工脳がつくられている！

いろいろな種類の細胞に変化できる**幹細胞（かんさいぼう）**を培養（ばいよう）して、ミニチュアの臓器をつくるという研究が、急速に進んでいる。もちろん、脳も例外ではない。完全な形にはまだ遠いが、豆つぶくらいの大きさの人工脳をつくる技術は、すでに実現している。

最近では、胎児（たいじ）の脳に見られるのと同様の神経活動が、人工脳で確認（かくにん）されたという報告もある。

これまで、人間の脳に関する研究には動物の脳が用いられてきたが、人間の脳は非常に特殊（とくしゅ）なため、動物をモデルとしての研究には限界があった。人工脳は、「生きた人間の脳」の研究を可能にしたという意味でも画期的だ。

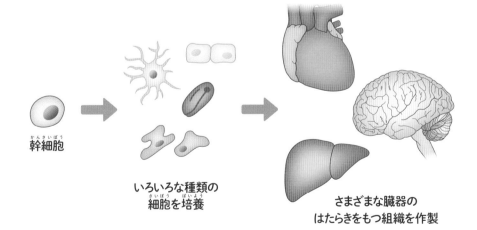

幹細胞（かんさいぼう）　→　いろいろな種類の細胞（さいぼう）を培養（ばいよう）　→　さまざまな臓器のはたらきをもつ組織を作製

脳の再生医療の研究が進んでいる

人間の細胞は、日々再生している。髪の毛やつめがのびたり、傷が治ったりするのも、細胞が再生しているからだ。この力を利用して、そこなわれた組織の再生をうながし、もとの状態へと回復させるのが**再生医療**だ。

近年、大人の脳にも、神経細胞をつくり出すはたらきのある細胞（**神経幹細胞**）があることが発見され、脳の再生も可能であることがわかった。脳の再生医療に関する研究は急速に進み、脳の中に新しい細胞を移植したり、脳の神経細胞を増やしたりといった、新たな治療法の開発も行われている。

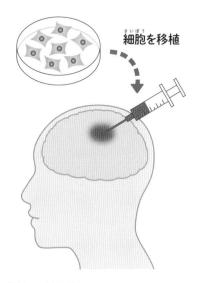

細胞を移植

培養した幹細胞などを脳に移植することで、傷ついた組織の修復や機能の回復をうながす治療が行われている。

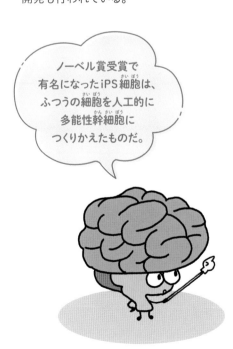

ノーベル賞受賞で有名になったiPS細胞は、ふつうの細胞を人工的に多能性幹細胞につくりかえたものだ。

多能性幹細胞を用いた再生医療に期待

再生医療に欠かせないのが、**幹細胞**。分裂して自分と同じ細胞をつくり出す能力と、いろいろな種類の細胞に変化する能力をもつ特殊な細胞だ。

幹細胞には、同じ種類の組織しかつくれない**体性幹細胞**と、どの組織にもなりうる**多能性幹細胞**とがある。再生医療の分野では、多能性幹細胞が特に注目されている。

多能性幹細胞を利用した再生医療が広く実用化されることになれば、脳の病気の治療は大きく進歩するだろう。

さくいん index

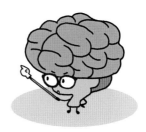

監修／西川 泰正（にしかわ やすまさ）

岩手医科大学医学部脳神経外科学講座。医学博士。日本脳神経
外科学会専門医。日本ニューロモデュレーション学会評議員。機
能的脳神経外科を専門とし、主にパーキンソン病に代表される不
随意運動症に対する脳深部刺激療法や、難治性神経痛に対する
脊髄刺激療法など、ブレイン・マシン・インターフェース技術を
応用した治療と研究を行っている。また、毎年全国各地で医師や
看護師、患者向けの医療セミナーも数多く開催している。明るく
親しみやすい人柄で、患者さんからの信頼も厚い。

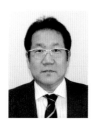

編著／WILL こども知育研究所（ウィル／ちいくけんきゅうじょ）

子ども向けの知育教材・書籍の企画・開発・編集を行う。2002年よりアフガニスタン
難民の教育支援活動に参加、2011年3月11日の東日本大震災後は、被災保育所の支援活動
を継続的に行っている。主な編著に『医療・福祉の仕事 見る知るシリーズ』、『暮らしを支
える仕事 見る知るシリーズ』、『？（ギモン）を！（かいけつ）くすりの教室』全3巻（いずれ
も保育社）、など。

からだのキセキ・のびのび探究（たんきゅう）シリーズ

悩み・恋する 脳（なやみ・こいする のう）

2020年4月1日発行　第1版第1刷

監　修　西川 泰正（にしかわ やすまさ）

編　著　WILL こども知育研究所（ウィル／ちいくけんきゅうじょ）

発行者　長谷川 素美

発行所　株式会社保育社
　　　　〒532-0003
　　　　大阪市淀川区宮原3-4-30
　　　　ニッセイ新大阪ビル16F
　　　　TEL 06-6398-5151
　　　　FAX 06-6398-5157
　　　　https://www.hoikusha.co.jp/

企画制作　株式会社メディカ出版
　　　　TEL 06-6398-5048（編集）
　　　　https://www.medica.co.jp/

編集担当　小牧明子／白土あすか／有地 太
編集協力　原かおり／川崎純子／清水理絵
装　　幀　大藪胤美（フレーズ）
本文イラスト　すぎやまえみこ／吉野浩明
印刷・製本　株式会社シナノ パブリッシング プレス

ISBN978-4-586-08617-7　　　Printed and bound in Japan
乱丁・落丁がありましたら、お取り替えいたします。